图书在版编目（CIP）数据

实用医学检验技术 / 毛冬梅著. -- 汕头 ： 汕头大

版社，2021.8

ISBN 978-7-5658-4429-4

Ⅰ．①实… Ⅱ．①毛… Ⅲ．①医学检验 Ⅳ．

46

中国版本图书馆CIP数据核字(2021)第167159号

用医学检验技术
SHIYONG YIXUE JIANYAN JISHU

著　　者：毛冬梅

责任编辑：汪艳蕾

责任技编：黄东生

封面设计：瑞天书刊

出版发行：汕头大学出版社

　　　　　广东省汕头市大学路 243 号汕头大学校园内　　邮政编码：515063

电　　话：0754-82904613

印　　刷：廊坊市海涛印刷有限公司

开　　本：710 mm×1000 mm　1/16

印　　张：11

字　　数：173 千字

版　　次：2021 年 8 月第 1 版

印　　次：2023 年 3 月第 1 次印刷

定　　价：158.00 元

ISBN 978-7-5658-4429-4

U0208819

实用医学检验技

毛冬梅　著

汕頭大學出版社

前　言

医学技术的进步，带动检验医学迅速发展，各种检测技术也日新月异。新的技术、方法、思维、理念、检测项目等不断涌现，人们对于个体化的诊断与治疗技术的需求也推动了检验医学的发展。鉴于这种情况，为了将临床医师的诊疗实践工作和检验医学结合起来，使临床医师对检验医学的具体内涵有更加全面的了解，从而合理选择项目，有效分析检验数据，准确使用各类检查的项目，编者从自身的临床经验出发，参考了大量的医学文献，编写了这本《实用医学检验技术》。

本书梳理了医学检验的基础知识，对现代临床中常用的检验项目进行了整合，系统阐述了与现代医学临床检验相关的基础理论及临床意义等方面的内容，意在反映当前检验医学的现状及未来的发展趋势，并对临床应用进行了介绍。本书结构严谨，且内容新颖，专业性、实用性比较强。

编者在工作之余，将自己多年的工作经验诉诸笔端，经过多次修改，尽量追求完美，但因编写时间仓促，加上篇幅有限，难免存在疏漏，在此恳请广大读者予以指正，以促进本书进一步完善，不胜感激。

编　者

目　录

第一章　临床检验基础 1

　　第一节　血常规检验 1

　　第二节　尿液检验 19

　　第三节　粪便的常规检查 29

第二章　血液流变学检验 36

　　第一节　概　述 36

　　第二节　血液流变学检验项目及临床意义 38

　　第三节　血液流变学检验注意事项 43

第三章　临床血液检验 45

　　第一节　血液成分和功能 45

　　第二节　血型与输血 50

　　第三节　血型鉴定 57

　　第四节　交叉配血试验 67

第四章　临床生物化学检验 85

　　第一节　肝功能 85

　　第二节　肾功能 103

　　第三节　糖及其代谢物 109

　　第四节　血　脂 116

　　第五节　心肌酶谱 122

　　第六节　胰腺功能 129

第五章　临床免疫学检验 131

　　第一节　细胞免疫检测 131

第二节　体液免疫检测 133

第三节　感染免疫检测 135

第四节　生殖免疫检测 140

第六章　临床微生物检验 142

第一节　主要细菌学检验 142

第二节　螺旋体、支原体、衣原体、立克次体检验 155

第三节　真菌及其检验 163

参考文献 166

第一章 临床检验基础

第一节 血常规检验

一、血液标本的采集与处理

（一）静脉采血

1.普通的采血方法

（1）试剂和器材

30g/L 碘酊、75%乙醇、消毒棉签、垫枕、一次性注射器、压脉带、试管等。

（2）操作步骤

①准备好采集所用的试管：认真阅读受检者的申请单，准备好试验所需试管，决定具体采血量，并按照一定的顺序进行排列。如果患者只做凝血试验这一项，则最初的 1mL 血液必须丢弃，若需要抗凝，应加入相应的血液抗凝剂。

②标记试管：在试管的标签上写明患者的姓名、住院号、床号、试管项目、采集时间、采集人。

③做好消毒与隔离措施：戴好口罩、帽子、医用乳胶手套，做好手部清洁，并用消毒液喷涂手部。

④准备注射器：打开一次性注射器包装，将针头的无菌帽取下，把针头、针筒连接起来，针头的斜面对准针筒的刻度，抽拉针栓，检查有没有阻塞与漏气，排完注射器中的空气。完成以上的一系列操作之后再将无菌帽套在针

头上备用。在使用之前要保持针头处于无菌状态。

⑤选择采血的静脉：受检者为坐位，前臂要水平伸直，置于桌面的枕垫上，选择明显可见、容易固定的手背静脉或肘前静脉，对于幼儿，可选择颈外静脉进行采血。

⑥扎压脉带：在采血部位约 6cm 处，用压脉带在手臂绕一圈并打一活结，压脉带的末端向上，让患者连续几次握拳、松拳，使静脉血管隆起。

⑦确定扎针部位。

⑧皮肤消毒：用 30g/L 碘酊从所选的静脉穿刺处由内向外，按照顺时针方向对皮肤进行消毒，消毒皮肤面积的直径不小于 6cm，等碘酊挥发以后，再使用 75%乙醇以同样的方式脱碘，然后待干。

⑨穿刺皮肤：将针头上的无菌帽取下，用左手拇指来固定静脉穿刺部位的下端，用右手拇指与中指持注射器的针筒，用示指固定针头的下座，注射器针头的斜面、针筒刻度均向上，沿静脉的走向，使针头与皮肤形成 30°角，迅速刺入皮肤，然后呈 5°角继续刺破静脉壁，进入静脉腔。出现回血后，顺势将针头深入刺进少许。

⑩抽血：成功穿刺后，右手将注射器固定住，左手松开压脉带，再缓缓抽动注射器的针栓，抽取需要血液量。

⑪止血：让受检者松拳，用消毒干棉球将穿刺孔压住，拔出针头。嘱咐受检者要继续用消毒棉球按压针孔，按压时间不少于 5min。

⑫采血后处置：将注射器针头取下，沿试管壁将血液缓缓地注入试管当中。抗凝血需要立即轻轻地颠倒混匀 5～8 次，然后盖紧试管塞，将采集到的血液及时送检。

2.真空采血管采血法

（1）原理

预先将有头盖胶塞的采血试管抽成不同程度的真空状态，利用试管的负压自动定量地采集静脉血。

（2）试剂及器材

目前真空采血器有两种：一种是软接式的双向采血针系统；另一种是硬接

式的双向采血针系统。这两种系统都是一端设置穿刺针，另一端为刺塞针。另附一次性的真空采血管，有的加了抗凝剂，为便于识别，均用不同颜色的头盖标记。真空采血法与生物安全的要求相符。

（3）操作

①消毒：为受检者选择采血静脉并进行消毒。

②采血。

a.用软接式双向采血针系统进行采血：拔出穿刺针护套，用左手固定受检者的前臂，右手拇指、示指捏住穿刺针，沿着静脉的走向，让针头与皮肤之间保持30°夹角，快速地刺入皮肤，之后呈5°角往前刺穿静脉壁，进入了静脉腔，出现回血后用刺塞针端直接刺入真空采血管盖中央的胶塞中，血液便自动流进试管，如需多管血样，只需将刺塞端拔出，再刺入另一个真空的采血管即可。当采血量达到要求，松开压脉带，让受检者放松拳头，然后拔下刺塞端采血试管。以消毒的干棉球覆于穿刺针孔上方，立即将穿刺针拔出，要让受检者持续按压针孔数分钟，避免针孔处出血。

b.用硬连接式的双向采血针采集血样：静脉穿刺的步骤同上，采血时将真空的采血管拧入硬连接式双向采血针上刺塞针端，静脉血会自动地流入采样试管中，待采血试管拔下后，才能拔出穿刺的针头。

c.抗凝血：需将试管中的血样轻轻地颠倒摇匀。

（二）毛细血管采血

1.试剂与器材

消毒的一次性采血针、消毒的脱脂干棉球、3.75%乙醇棉球、经过校正的20μL吸管、胶乳头。

2.操作

（1）准备所需材料，仔细阅读受检者的申请书，根据检查项目决定具体采血量，准备采血试管。

（2）手部消毒。

（3）选择采血的部位，成人通常在左手的环指指腹采集，1岁以下的婴儿常在拇指、足跟部的两侧采血。

（4）用手轻轻在采血部位按摩，让其自然充血，用 75%乙醇棉对局部皮肤消毒。

（5）采集血样的工作人员用左手拇指、示指紧捏刺穿部位的两侧，让皮肤呈绷紧状态，右手握持无菌的采血针，从指尖的内侧迅速进行穿刺。

（6）用消毒过的干棉球擦去从针孔流出的第一滴血，然后按需要进行采集。

（7）让血液自然流出，之后用吸管吸血直至所需的刻度。

（8）采血完成，用消毒棉球压住穿刺处止血。

（三）抗凝剂的选用

临床血液学检验中常用的抗凝剂有以下 3 种。

（1）枸橼酸钠：也称柠檬酸钠，与血液中的钙离子结合会形成螯合物，实现防止血液凝固的目的。市售的枸橼酸钠大多含有 2 分子结晶水，相对分子量是 294.12，临床上常用的浓度为 32g/L。枸橼酸钠与血液量的比例通常为 1∶9，常用在凝血象与红细胞的沉降率测定当中（运用魏氏法进行血沉测定时，抗凝剂和血液的比例为 1∶4，即 0.4mL 血液加 0.1mL 抗凝剂）。

（2）乙二胺四乙酸二钾（EDTA·K_2·$2H_2O$）：这种抗凝剂的抗凝机制和枸橼酸钠是一样的。全血细胞分析时，1mL 血液抗凝要用 EDTA·K_2·$2H_2O$ 1.5～2.2mg。该抗凝剂适用于全血细胞的分析，特别是适用于血小板数量统计。但因其对血小板的聚集有影响，也会影响凝血因子的检测，所以在血小板功能和凝血象检查试验中不适用。

（3）肝素：肝素是一种黏多糖，具有硫酸基团，其相对分子量是 15000，和抗凝血酶Ⅲ（AT-Ⅲ）相结合，促进其抑制凝血因子Ⅻ、Ⅺ、Ⅸ、Ⅹ 及凝血酶的活性，使血小板的聚集速度降低，从而实现抗凝。临床上常用锂盐粉剂或肝素钠盐（125U=1mg）与水配制成 1g/L 的肝素溶液。取 0.1mL 置于小瓶中，以 37～50℃的温度烘干后，可以使 1mL 血液抗凝。肝素适用于红细胞的比容测定，由于其能促进白细胞聚集，并使染色后的血涂片出现蓝色背景，故而不适用于凝血象与血液学的一般检查。

（四）血气分析的标本采集与保存

1.动脉血的取血法

（1）用 2mL 或者 5mL 的消毒注射器，在无菌操作的情况下取 0.2mL 肝素，来回抽动注射器，使针管内部全部被肝素湿润，然后将多余的肝素排出注射器，无效腔部分残留的肝素可以实现抗凝效果。

（2）皮肤完成消毒后，穿刺桡动脉、股动脉或肱动脉，取动脉血 2mL，不能出现气泡。抽出血液后要用小橡皮封住针头，使血液与空气隔绝。双手反复搓动注射器，使血液与肝素充分融合，要马上将血样送检。

（3）必须隔绝空气：空气当中的氧分压比动脉血中的高，二氧化碳的分压比动脉血的低。从气体规律来看，高分压会向低分压逐渐弥散，如血标本接触到了空气，血液中的 PO_2、PCO_2 都会发生改变，从而失去检测价值。

（4）血液不能放置太长时间，必须及时送检。因为离开人体后血细胞的新陈代谢会继续进行，使 PCO_2 上升，pH、PO_2 下降，这会使检测数据与人体血液存在偏差。如无法及时送检，就要将样本放保存在冰水中，注意不要用冰块，避免红细胞遭到破坏而出现溶血现象。

（5）填写检测申请单：要写明病史、诊断及用药情况，明确抽血时受检者的体温、是否用氧及其具体流量等情况，为检测结果的后续分析提供参考。

2.毛细血管血液取样方法

毛细血管的血液采样通常会选择手指或耳垂等部位，婴儿会选择头皮、大趾或足跟。一般要用轻轻按摩或用温热的毛巾敷采血部位，让毛细血管中的血液完全动脉化。

毛细玻管约长 120mm，其容量为 100～140μL。先将毛细玻管洗净，再灌入肝素液（50U/mL），之后在 60～70℃ 的环境中干燥即可。针刺的深度要使血液自然流出，收集血液时要避免将气泡引到毛细玻管中。血样装满以后，从玻管一端置入一根小铁针，再用橡皮泥或塑料塞封住玻管两端，用磁铁在玻管的外面不停移动，以带动玻管内的铁针随之移动。这样操作是为了让血液与肝素充分地混合。熟练而正确地应用这一方法，最终测得的数据和动脉血非常接近。需要注意的是，如果受检者存在局部循环不良、休克或局部水中等情况，所采集的血液是不能代表其动脉血的。

（五）血涂片的制备

1.器材

无油、清洁、无尘、干燥的载玻片（25mm×75mm，厚度0.8～1.2mm）。

2.操作

现阶段临床、实验室大都采用手工推片的方法。选择玻片一端的1/3处，加1滴（约为0.05mL）经过充分摇匀的血液，持另一张推片以30°～45°夹角快速、平稳地推动至载玻片另一端，使血滴迅速沿着推片散开。标明玻片标本的编号、受检者的姓名、住院号等详细信息。

（六）血涂片染色

1.瑞特（Wright）染色法

使用瑞特染色法对血涂片进行染色，既包括化学性的亲和反应，也包括物理性质的吸附作用。由于各种细胞的化学成分是不同的，对于染料具有不同的亲和力。这导致各种细胞染色之后会呈现不同的特点。

（1）试剂

①瑞特染液：a.瑞特染料1g；b.甲醇600mL。

瑞特染料是由酸性染料伊红、碱性染料亚甲蓝的氧化物天青组成的。把瑞特染料放在清洁、干燥的研钵中，先加入少量的甲醇，充分地研磨以使染料完全溶解，再将溶解的染料转入棕色的试剂瓶，剩余的未溶解染料要再加少量的甲醇继续研磨，直到染料全部溶解、甲醇用完为止。将配好的染液放在室温环境下，每天早、晚各摇晃3min，使染液均匀，重复操作5d，放置1周之后便可使用。新配的染液效果会差一些，延长放置时间，其染色效果会更好。如果染液需要久置应进行密封，这样能避免甲醇挥发或者氧化成甲酸。为了防止甲醇挥发，可在染液中加入2～3mL中性甘油，这样也有利于细胞着色。

②pH 6.8 磷酸盐缓冲液：a.磷酸二氢钾（KH_2PO_4）0.3g；b.磷酸氢二钠（Na_2HPO_4）0.2g。

加少量的蒸馏水将染色剂溶解，慢慢溶解之后蒸馏水加至 1000mL。染色试剂配好以后，再用磷酸盐缓冲液进行校正，要注意塞紧瓶口。如果没有缓冲液，可以用蒸馏水替代。

（2）操作

①采血完成后制作厚薄合适的血样涂片。

②使用蜡笔在血膜的两头画线，再将涂片平置于染色架上面。

③加几滴瑞特染色液，染色液要将整个血膜完全覆盖，将血膜固定约 1min。

④滴加与染色液等量的缓冲液，使其与染液充分混合，可用吸球吹气，促进染液混合，在室温下持续染色 5～10min。

⑤以流水冲掉染液，等涂片干燥后进行镜检。

2.瑞特-姬姆萨复合染色法

吉姆萨染色的原理和瑞特染色是相同的，但噻嗪染料质量有所提高，天青的作用得到了强化，对于细胞核有良好的着色效果，但对于中性颗粒的染色效果不及瑞特染色。所以，二者结合使用可以取长补短，血细胞颗粒与细胞核都能达到理想的染色效果。

（1）试剂

①瑞特-姬姆萨复合染色液。

Ⅰ液：取 1g 瑞特染料、0.3g 吉姆萨染料，放入洁净的研钵中，加少量的甲醇，细细研磨，待析出上层染液后，继续再加入少量甲醇研磨，再析出上层染液。连续几次，共加入 500mL 甲醇。将染色液收集在棕色玻璃瓶当中，连续 5d 早、晚各振摇玻璃瓶 3min，之后再存放 1 周就可使用。

②pH 6.4～6.8 的磷酸盐缓冲液。

Ⅱ液：取无水磷酸二氢钾 6.64g、无水磷酸氢二钠 2.56g，加少许蒸馏水溶解染料，用磷酸盐调整 pH 值，最终要加 1000mL 水。

（2）操作

瑞特-吉姆萨染色法的操作手法与瑞特染色法一样。

二、血红蛋白测定

【检验项目名称】血红蛋白测定。

【英文缩写】Hb。

【测定方法】十二烷基硫酸钠血红蛋白（SLS-Hb）测定法。

【标本类型】静脉全血或毛细血管末梢血。

【血红蛋白含量】男性：131～172g/L；女性：113～151g/L；新生儿：180～190g/L；婴儿：110～120g/L；儿童：120～140g/L。

【临床意义】

1.生理性增加

主要群体是新生儿及居住在高原地区的人。

2.生理性减少

常见于婴幼儿、老年人、妊娠中晚期的女性等。

3.病理性增加

引起红细胞病理性增加的病症主要有：真性红细胞增多症、代偿性红细胞增多症，如发绀性先天性心脏病、肺部慢性疾病、脱水等。

4.病理性减少

使红细胞病理性减少的原因主要包括：白血病、各种贫血、手术后、产后及大量失血等。

出现各种原因的贫血时，由于红细胞中血红蛋白的含量有差别，红细胞、血红蛋白减少的程度也不一样。测定血红蛋白可以反映贫血的具体程度。如果想要进一步明确贫血的原因及类型，就要进行红细胞计数，对红细胞进行形态学检查，并测定红细胞的其他指标。

三、红细胞计数

【检验项目名称】红细胞计数。

【英文缩写】RBC。

【人体红细胞数量】男性：（4.09～5.74）×10^{12}/L；女性：（3.68～5.13）×10^{12}/L；新生儿：（5.2～6.4）×10^{12}/L；婴儿：（4.0～4.3）×10^{12}/L；儿童：（4.0～4.5）×10^{12}/L。

【临床意义】红细胞数量增加或减少的临床意义和血红蛋白测定的相似。通常，红细胞数和血红蛋白浓度是成比例的。如果受检者处在病例情况下，红细胞、血红蛋白之间的比例就会被打破。这时，同时测定红细胞计数和血红蛋白含量，有助于贫血的鉴别诊断。

四、红细胞的形态学检查

不同类型的贫血患者其红细胞形态及着色存在不同水平的改变,观察外周血红细胞的形态有利于贫血的诊断和鉴别。临床上外周血红细胞出现变化主要有下列几种类型。

（一）大小异常

健康红细胞的大小相对一致，其直径为6～9μm。当人体出现贫血时，红细胞可能会出现体积大小不一的情况。凡红细胞直径大于10μm的称为大红细胞；大于15μm的称为巨红细胞，这两类红细胞形态常见于巨幼细胞性贫血与肝脏疾病；直径小于6μm的称为小红细胞，这类红细胞常见于缺铁性贫血。

（二）形态异常

1.球形细胞

这类红细胞的直径一般小于6μm，且厚度增加，通常都大于2.6μm，因而呈小圆球形。与正常红细胞相比，球形细胞中心部位的血红蛋白含量较高。球形细胞常见于以下疾病：

（1）遗传性的球形细胞增多症；

（2）免疫性的溶血性贫血；

（3）异常血红蛋白病（HbC 及 HbS 病等）。

2.椭圆形红细胞

红细胞大致为椭圆形，其横径缩短，而长径增大，某些时候可能畸形。正常人的血液中也存在，但不超过 15%。当此类红细胞明显增多时，可能患有下列疾病：

（1）遗传性椭圆形红细胞增多症，通常高于 25%~50%时才具有诊断的价值；

（2）大细胞性贫血，患病时椭圆红细胞可达到 25%；

（3）其他各类贫血都会有不同程度的椭圆红细胞增多。

3.靶形红细胞

靶形红细胞要比正常的红细胞薄，细胞中心有少量的血红蛋白，部分可与周围血红蛋白相连，边缘部分染色比中央深，所以呈靶状。主要在以下疾病中较为常见：

（1）珠蛋白生成障碍性贫血；

（2）严重的缺铁性贫血；

（3）血红蛋白疾病（血红蛋白 C、血红蛋白 D、血红蛋白 E、血红蛋白 S 病）；

（4）患有肝病或脾切除后、阻塞性黄疸等。

4.镰状红细胞

细胞狭长，形状似镰刀，也可呈冬青叶样或麦粒状，主要见于遗传性质的镰状红细胞增多症。

5.口形红细胞

红细胞淡染区呈裂口状狭孔，正常情况下低于 4%。口形红细胞增多常见于以下两种情况：

（1）患有口形细胞增多；

（2）急性酒精中毒。

6.棘状红细胞

棘状红细胞是带刺状的红细胞，刺为尖刺状或针刺状，见于下列疾病：

（1）棘细胞增多症（遗传性血浆β脂蛋白缺乏症），棘状红细胞甚至高达 70%～80%；

（2）严重的肝病或者制片不合理。

7.锯齿状细胞

锯齿状细胞也称短棘状细胞，其突起要短于棘细胞,但分布是比较均匀的。主要见于尿毒症、丙酮酸激酶缺乏症、微血管病性的溶血性贫血、阵发性睡眠性血红蛋白尿症。

8.裂红细胞

裂红细胞是一种红细胞碎片，盔形红细胞就是其中的一种，多见于心源性溶血性贫血和弥散性血管内凝血（DIC）等。肾功能不全、化学品中毒、血栓导致的血小板减少性紫癜等也可见裂红细胞。

（三）染色异常

1.着色浅

红细胞中心的淡染区面积扩大，多见于地中海贫血、缺铁性贫血及其他的血红蛋白疾病。

2.着色深

红细胞中心的淡染区不见，颜色比较深，多见于大细胞性贫血或溶血性贫血。

3.嗜多色性红细胞

用瑞特染色剂将红细胞染成灰红色、灰蓝色、淡灰色，细胞体要比正常的红细胞略大，这是一种还没有完全成熟的网织红细胞，多染性物质为核糖体，会随着细胞成熟渐渐消失，多见于各种增生性的贫血。

（四）结构异常

1.嗜碱性成红细胞

用瑞特染色（或亚甲蓝染色），成熟的红细胞中有散布着深蓝色的嗜碱性颗粒，当外周血中点彩红细胞增多，代表贫血时骨髓的再生比较旺盛或者存在紊乱现象，当重金属中毒时会大量出现。

2.卡波环

成熟的红细胞中有染成紫红色的细线状的环，呈"8"字形或圆形，可能是残留的核膜所导致的。多见于铅中毒、恶性贫血和溶血性贫血。

3.染色质小体

成熟红细胞内含有紫红色的圆形小体，数量不一，大小不等，可能是残留的核染色质微粒。见于脾切除后、增生性贫血、恶性贫血、巨幼细胞性贫血等。

4.有核红细胞

正常成人的血片中不会出现有核的红细胞，新生儿出生1周内可能会出现少量的有核的红细胞。红白血病、急慢性的白血病、溶血性贫血、严重缺氧、髓外造血等的外周血涂片中常见核红细胞。

五、红细胞比容测定

【检验项目名称】红细胞比容测定。

【英文缩写】Hct。

【采用的方法】温氏管法。

【标本类型】静脉全血。

【正常红细胞比容区间】男性：0.380～0.508；女性：0.335～0.450。

【临床意义】

（1）增高：由各种原因导致的血液浓缩，如大面积烧伤、脱水，红细胞比容可作为计算所需补液的参考标准。当真性红细胞数量增多症时，红细胞的比容增高比较明显。

（2）降低：出现各类贫血症时，随着红细胞数量的减少，红细胞比容会有不同程度的下降。

六、红细胞平均指数

【检验项目名称】红细胞平均指数。

【英文缩写】MCH、MCHC、MCV。

【计算公式】

（1）红细胞平均体积（MCV）：指的是红细胞（单个）的平均体积，单位为飞升（fl）。

MCV=每升血液的红细胞比容×10^{15}/每升血液中红细胞数量（个）

（2）红细胞平均血红蛋白含量（MCH）：指每一个红细胞中含血红蛋白的平均量，单位为皮克（pg）。

MCH=每升血液当中血红蛋白的浓度（g）×10^{12}/每升血液的红细胞总量（个）

（3）红细胞平均血红蛋白浓度（MCHC）：指每升红细胞平均所含的血红蛋白浓度（g/L）。

MCHC=每升血液血红蛋白的克数（g/L）/每升血液中红细胞的比容

【参考区间及其临床意义】

正常人群红细胞参数区间及各类型贫血时红细胞产生的变化详见表1-1。

表 1-1　红细胞参数的参考区间及各类型贫血时的变化

贫血类型	MCV（fl） 男（83.9～99.1） 女（82.6～99.1）	MCH（pg） 男（27.8～33.8） 女（26.9～33.3）	MCHC（g/L） 男（320～360） 女（322～362）	主要原因 与疾病
正常细胞性贫血	正常	正常	正常	急性溶血、急性失血、白血病、再生障碍性贫血等
大细胞性贫血	＞正常	＞正常	正常	维生素 B_{12}、叶酸缺乏或吸收方面存在障碍
单纯小细胞性贫血	＜正常	＜正常	正常	慢性炎症、尿毒症
小细胞低色素性贫血	＜正常	＜正常	＜正常	铁、维生素 B_6 缺乏，慢性失血、珠蛋白肽链的合成障碍等

【方法学的评价】

（1）运用手工法对红细胞平均指数进行测定，需要先测定再计算。因此，必须采用同一抗凝血标本，且要保证测得数据的准确性。运用仪器法来测定红细胞的平均指数，同样要保证 RBC、HGB 及 MCV 测定值必须准确。

（2）红细胞平均指数只能反映红细胞群体的平均情况，不能表现不同红细胞间的差异，对于一些早期的贫血症状（如缺铁性的贫血）敏感性不足，不能有效反映。

七、网织红细胞计数

【检验项目名称】网织红细胞计数。

【英文缩写】Ret。

【采用的方法】试管法。

【正常范围】

网织红细胞百分数：成人为 0.005～0.015；新生儿为 0.02～0.06；儿童为 0.005～0.015。

网织红细胞的绝对数：成人和儿童为（24～84）$\times 10^9$/L；新生儿为（144～336）$\times 10^9$/L。

【临床意义】

（1）增加：网织红细胞表示骨髓的造血功能非常旺盛，各类增生型的贫血均可导致网织红细胞增多，特别是溶血性贫血，缺铁性贫血、巨幼细胞性贫血在用铁剂、维生素 B_{12} 和治疗后，网织红细胞显著增多，这表示治疗是有效的。

（2）减少：主要见于再生障碍性的贫血。

八、白细胞计数

【检验项目名称】白细胞计数。

【英文缩写】WBC。

【标准范围】成年男性：（3.97～9.15）$\times 10^9$/L；成年女性：（3.69～9.16）$\times 10^9$/L；儿童：（8～10）$\times 10^9$g/L；婴儿：（11～12）$\times 10^9$/L。

【临床意义】

1.增加

（1）生理性的增加：新生儿、月经期、孕晚期、分娩期、剧烈运动之后、饭后、冷水洗浴后、极度的恐惧或疼痛等都会导致白细胞数量增加。

（2）病理性质的增加：严重烧伤、尿毒症、由化脓性细菌引起的炎症、组织损伤、白血病、手术创伤或急性出血等会导致白细胞出现病理性增加。

2.病理性减少

严重感染、伤寒、病毒感染、肿瘤化疗之后、再生性的障碍贫血、疟疾或X线照射都会导致白细胞出现病理性减少。

九、白细胞分类计数

【检验项目的名称】白细胞分类的计数。

【英文缩写】DLC。

【正常值】参见表1-2、表1-3。

表1-2　成人的白细胞分类计数正常范围

细胞类别	百分数（%）	绝对数（$\times 10^9$/L）
中性粒细胞		
杆状核	1～36	0.04～0.6
分叶核	50～70	2～7
嗜酸性粒细胞	0.5～5	0.02～0.5
嗜碱性粒细胞	0～1	0～1
淋巴细胞	20～40	0.8～4
单核细胞	3～10	0.12～1

表1-3　儿童的白细胞分类计数正常范围

细胞	百分数（%）
中性粒细胞	50～70（新生儿至婴儿为31～40）
嗜酸性粒细胞	0～5
嗜碱性粒细胞	0～7
淋巴细胞	20～40（新生儿至婴儿40～60）
大单核细胞	1～8（出生后2～7d达到12）
未成熟的细胞	0～8（出生后2～7d数值为12）

【临床意义】

1.白细胞病理性增多

（1）中性粒细胞增多：是由急性的化脓感染、急性出血、急性粒细胞白血病、尿毒症、溶血、急性铅中毒及急性汞中毒等引起的。

（2）嗜酸性粒细胞数量增多：过敏性的疾病如寄生虫病、支气管哮喘，部分传染病（如猩红热），一些皮肤病（如湿疹），血液病如嗜酸粒细胞白血病等会导致白细胞出现病理性的增加。

（3）嗜碱性粒细胞数量增加：常由于骨髓纤维化、慢性粒细胞白血病、癌转移等病因引起的。

（4）淋巴细胞增多：是由腮腺炎、百日咳、麻疹、传染性单核细胞增多症、慢性淋巴细胞白血病、传染性肝炎、结核病等引起的。

（5）单核细胞数量增多：黑热病、结核病、伤寒、亚急性感染性心内膜炎、疟疾、单核细胞白血病、急性传染病恢复阶段等均会出现。

2.病理性减少

（1）中性粒细胞减少：主要见于流感、伤寒、疟疾、化学药物中毒、镭照射、X线照射、采用抗癌药进行化疗、极度严重的感染、粒细胞缺乏、再生障碍性贫血等。

（2）嗜酸性粒细胞数量减少：常见于伤寒及应用肾上腺激素以后。

（3）淋巴细胞减少：主要发生在传染病急性期，或见于细胞免疫缺陷、放射病等病症。

十、嗜酸性粒细胞计数

【检验项目名称】嗜酸性粒细胞的直接计数。

【参考数值】（50～300）×10⁶/L。

【临床意义】

1.直接计数

主要作用是观察手术、烧伤及传染病患者的预后及肾上腺皮质功能的测定。

2.其他变化

与白细胞分类计数当中嗜酸性粒细胞的临床意义相同。

十一、血小板计数

【检验项目名称】血小板计数。

【英文缩写】PLT。

【采用的方法】目视计数法、血细胞分析仪计数法。

【标本类型】新鲜血液。

【参考值】成年男性：（85～303）×10^9/L；成年女性：（101～320）×10^9/L；儿童：（100～300）×10^9/L；新生儿：（100～300）×10^9/L。

【临床意义】

（1）血小板数量减少（<100×10^9/L）常见于下列症状。①血小板的生成出现障碍：再生障碍性贫血、急性放射病、急性白血病等；②血小板的破坏增加：原发性血小板减少性紫癜（ITP）、脾功能亢进；③血小板消耗过多：如 DIC 等。

（2）血小板增多（>400×10^9/L）常见于下列症状。①真性红细胞增多症、骨髓增生性综合征、慢性粒细胞性白血病；②急性溶血、急性失血、急性感染等；③其他，如脾切除术后。

十二、关于红细胞沉降率的测定

【检验项目名称】红细胞沉降率测定。

【英文缩写】ESR。

【采用的方法】自动血沉仪测定法与魏氏测定法。

【标本类型】抗凝血。

【参考值】儿童<10mm/h；50 岁以下（成年人）：男性<15mm/h，女性<20mm/h；50 岁以上：男性<20mm/h，女性<30mm/h；85 岁以上：男

性<30mm/h，女性<42mm/h。

【临床意义】

ESR 是临床上常用的实验，但因其缺乏特异性，常作为检测疾病活动与否的指标。

（1）红细胞沉降生理性加快：女性月经期以及从妊娠 3 个月到产后 1 个月常见，年龄在 60 岁以上的老年人也常出现。

（2）病理性加快：主要见于急性炎症、风湿热的活动期、结缔组织疾病、组织遭到严重破坏、恶性肿瘤、贫血、异常球蛋白血症及高球蛋白等。

（3）血沉减缓：主要出现于低纤维蛋白原血症、真性红细胞类增多症、红细胞的形态异常、充血性心力衰竭等症状。

第二节 尿液检验

一、尿液标本的收集与处理

（一）尿液标本的种类和收集

关于尿液标本类型的选择、收集，是由临床医师送检的目的、患者状况及试验要求等因素共同决定的。为了筛查、检出分析物及有意义的有形成分，收集浓缩的尿液是最理想的标本。临床中常用的尿液标本有 3 种，分别是晨尿、随机尿和计时尿。

1.晨尿

清晨起床之后，在未进早餐、未做其他运动前排出的尿液，也称首次晨尿。一般住院患者是最适宜收集这种类型的尿液标本的。在收集标本前一天，需要提供相应的收集容器与书面形式的收集说明，比如生殖器、外阴的清洁方式，取中段的清洁尿液等。如果无法在尿液收集之后的 2h 内进行检测，就要采取相应的防腐手段。晨尿主要用于细胞学研究、筛查及直立性蛋白尿的检查。

2.随机尿

随机尿标本的采集无须患者进行任何的准备,随时排泄即可,也称随机尿。随机尿适用于常规检查和急诊筛查。需要注意的是,患者若摄入大量的液体或剧烈运动之后,会对尿液成分产生影响,导致尿液检测不能准确地反映患者的实际情况。也可以采用另一种方式收集随机尿,即在首次收集晨尿的2~4h 收集标本,称二次晨尿。这种样本收集方式要求患者在前一天晚上 10 时至收集二次晨尿,摄入的水分不能超过 200mL。这样做主要是为了保证细菌培养更有效,使有效成分的计数更灵敏。

3.计时尿

收集某一时段内的尿液标本,如患者进餐后、治疗后、白天卧床休息之后的 4h、8h 或 24h 内的尿液。为保证计时尿检测结果准确可靠,要做到及时准确,并进行性规范说明。计时尿检测主要用于廓清率试验、细胞学研究与定量测定。计时尿(24h)标本的收集方法为:

(1)告诉患者收集尿液标本的详细步骤,最好提供图文并茂的说明材料;

(2)当开始收集标本时(如早晨 7 时),患者要将膀胱中累积的尿液排空,该部分尿液应弃去,然后经此时段之后连续 24h 的尿液收集起来,保存在容器当中;

(3)到了标本收集完成后第二天的同一时间,患者要排空膀胱当中的尿液,将其收集在标本容器中;

(4)将标本送到实验室之后,要将全部标本充分混匀,准确地测量并记录尿液总量;

(5)取一定的量尿液进行试验,剩余尿液弃去。

(二)尿液的防腐和保存

常规筛查试验所用的尿液样本尽量不用防腐剂保存,若在标本收集完成后 2h 内无法进行分析,或者尿液中需要检测的成分不太稳定,可以在标本中加入特定化学性质的防腐剂。

（三）完成检验后的尿液标本处理

当标本检验完以后，必须由漂白粉或 10g/L 的过氧乙酸消毒处理才能排进下水道。所用的容器、试管等要在 10g/L 的次氯酸钠液或 30～50g/L 的漂白粉澄清液中浸泡 2h，也可以用 5g/L 的过氧乙酸液浸泡 30～60min，之后再用清水将这些器具冲洗干净。如果盛尿液标本用的是一次性尿杯，应先进行消毒再毁型，然后再烧毁，或者集中送至医疗垃圾站处理，注意要做好相关记录。

二、尿液的一般检查

（一）尿量检查

进行尿量检查时，可以直接使用量筒或者其他有刻度的容器进行测定。尿量会随气候、饮水量、出汗量的变化而变化，健康的成人尿量为 1.0～1.5L/24h，即 1mL/（kg 体重·h）；小儿按千克体重计算尿量，比成人要多 3～4 倍。

1.多尿

多尿指尿量多于 2.5L/24h。多尿分为两种情况：生理性的多尿与病理性的多尿。

（1）生理性多尿：主要是因为饮水过量，饮用咖啡、浓茶或大量饮用酒类，也可见于精神紧张。

（2）病理性多尿：比较常见的包括神经性多尿、尿崩症、糖尿病及慢性肾炎等。

2.少尿

少尿指的是尿量低于 17mL/h（儿童低于 0.4L/24h）或低于 0.8mL/kg 体重。少尿分为两种类型：生理性少尿、病理性少尿。

（1）生理性少尿：主要是因为出汗多、饮水少等。

（2）病理性少尿：主要见于脱水、重度烧伤、休克、肾炎、肝硬化腹水、肾衰竭、尿毒症等。

（二）颜色检查

正常情况下尿液颜色呈淡黄色，浓缩后为深黄色，当然尿液的颜色会受食物或药物影响。尿色出现异常及其原因详见表1-4。

表1-4 尿液颜色异常及对应原因

尿色	原因	鉴别	临床意义
无色	稀释尿	无气味	多尿、尿崩症、糖尿病
浓茶色	胆红素升高	黄色伴泡沫	黄疸
红色	血尿	上清液无色、潜血阳性	出血性疾病
红褐色	含肌红蛋白、血红蛋白	上清液红色、潜血阳性	肌损伤、溶血
紫红色	药物影响、卟啉尿	潜血阴性	药物史，卟啉病
棕黑色	药物影响、黑素尿、血尿、含铁量高的血红蛋白尿	碱化尿、标本久置	药物史，标本放置时间太久
黄白色	浓尿	尿液浑浊，含丝状的悬浮物	泌尿系统感染
绿蓝色	胆红素、胆绿素、细菌尿靛青红	黄绿色、碱化尿加热褪色、标本久置	肝胆疾病
乳白色	脂肪尿、乳糜尿	乳糜试验阳性	淋巴管破裂、丝虫病
深黄色	尿胆红素升高、药物影响、浓缩尿	无色有泡沫	脱水、发热

（三）尿液的透明度

依据尿液的外观状态，可将透明度分成4级：清晰透明、轻微浑浊、浑浊、比较浑浊。尿液浑浊及相关的原因见表1-5。

表 1-5　尿液浑浊及其原因

浑浊状态	原因	鉴别	临床意义
云雾状	磷酸盐或者磷酸盐的结晶	磷酸盐加入乙酸后会溶解，而磷酸盐结晶会产生气泡	可能为尿结石
	尿酸盐结晶	加热到 60℃，再加碱后会溶解	推测有尿结石
	草酸盐结晶	加 15%盐酸后浑浊会逐渐消失	推测可能有尿结石
	红细胞	颜色为红色，加乙酸以后溶解	血尿
	脓细胞、白细胞	为黄色，加入乙酸之后不溶解	尿路感染
	真菌、细菌、精液与前列腺液	呈黄色，加乙酸不溶解	
膜状	上皮细胞、血细胞、蛋白质	肾综合征出血热	
絮状	组织、脓尿、凝块、黏蛋白、黏液丝	放置后出现沉淀物	细菌感染
乳状	乳糜尿、脂肪尿	乳糜试验阳性	丝虫病、淋巴管破裂、肾病

（四）尿液酸碱度

【参考值】

饮食正常的情况下：①晨尿，通常是偏弱酸性的，pH 5.5～6.5；②随机尿，pH 4.5～8.0，尿液可滴定酸度为 20～40mmol/24h 的尿液量。

尿液的 pH 升高主要见于：

（1）慢性的肾小球肾炎、发热、酸中毒；

（2）代谢疾病，如低血钾性碱中毒、痛风、糖尿病；

（3）其他情况，如呼吸性酸中毒、白血病；

（4）胱氨酸或尿酸盐尿结石。

尿液 pH 降低见于：

（1）尿路感染；

（2）严重的呕吐；

（3）碱中毒；

（4）肾小管酸中毒；

（5）碳酸盐、磷酸盐或草酸盐尿结石。

（五）尿液的气味

【参考情况】微弱的芳香气味。

【临床意义】尿的气味可因药物、食物的影响而出现一些特殊的气味。

三、尿液渗量的测定

【检测项目】尿液渗量测定。

【参考值范围】尿液渗量一般在 600～1000mmol/L，24h 内的最大范围：40～1400mmol/L；血浆渗量：275～305mmol/L；尿与血浆渗量的比值为：（3.0～4.7）∶1.0。

【临床意义】

尿液渗量测定在临床上具有以下意义。

（1）禁水 12h，尿渗量＞800mmol/L，如果低于此值，就意味着肾的浓缩能力不全面。正常人在禁水 12h 之后的尿渗量、血浆渗量比值应大于 3。

（2）如果存在急性的肾小管功能性障碍，尿和血浆渗量的比小于 1.2，而且尿 Na^+ 的浓度高于 20mmol/L。

（3）尿液渗量应与血液电解质结合起来考虑，一般受检者患有尿毒症、糖尿病时，血液的渗量会升高，而尿 Na^+ 浓度会下降。

四、尿液的化学检查

（一）尿蛋白质定性试验

【项目名称】尿蛋白质定性试验。

【方法一】加热乙酸法。

【结果判断】

阴性（－）：不浑浊。

可疑（±）：在黑色的背景下可见轻微的浑浊。

阳性（＋）：为明显白雾状，蛋白质的含量达 0.1～0.5g/L。

（＋＋）：浑浊，肉眼可见有颗粒，含蛋白质 0.5～2.0g/L。

（＋＋＋）：有大量的絮状沉淀物，较为浑浊，尿液含蛋白质 2.0～5.0g/L。

（＋＋＋＋）：有凝块并出现大量絮状沉淀，蛋白质含量高于 5.0g/L。

【方法二】试带法。

【参考区间】阴性。

【临床意义】将尿蛋白质分为体位性、功能性、偶然性与病理性等几种，病理性的见于肾病综合征或肾炎等。

（二）尿蛋白定量测定

【项目名称】尿蛋白定量测定。

【测定方法】丽春红 S 法。

【标准值】（46.5±18.1）mg/L。

【临床意义】分为功能性、体位性、偶然性、病理性蛋白尿，后者见于肾病综合征等。

（三）尿本-周蛋白定性试验

【检测项目的名称】尿本-周蛋白定性试验。

【试验方法】过筛法（也称热沉淀反应法）。

【参考区间】阴性。

【临床意义】

尿本-周蛋白定性在临床实践中的意义有以下 3 点：

（1）当浆细胞出现恶性增殖的时候，可能会产生许多新的轻链，同时重链的合成遭到抑制，导致轻链过多，只能经尿液排出人体；

（2）多发性骨髓瘤患者尿液中出现本-周蛋白约为 50%，患有巨球蛋白血症的人群，其尿液中出现这种蛋白约为 15%；

（3）肾淀粉样病变、恶性淋巴瘤及慢性肾盂性肾炎患者等的尿液中也可检测到本-周蛋白。

（四）尿含铁血黄素定性试验

【项目名称】尿含铁血黄素定性试验。

【试验方法】罗斯（Rous）法。

【参考区间】阴性。

【临床意义】慢性的血管内部溶血，如阵发性睡眠性血红蛋白尿症及其他血管内溶血都可导致尿液中出现含铁的血黄素。有时尿中的血红蛋白量较少，通过隐血试验可能无法测出，需检测含铁血黄素。溶血初期阶段，虽然会出现血红蛋白尿，但因血红蛋白还没有被肾上皮细胞摄取，尚未形成含铁血黄素，这时进行试验呈阴性。

（五）尿葡萄糖定性试验

【项目名称】尿葡萄糖定性试验。

【试验方法】试带法。

【参考区间】阴性。

【临床意义】甲状腺功能亢进、肾性糖尿病与普通糖尿病均可出现尿糖阳性；精神激动、注射或者口服大量的葡萄糖也可能会导致尿糖阳性。

（六）尿酮体定性试验

【项目名称】尿酮体定性试验。

【方法】试带法。

【参考区间】阴性。

【临床意义】

（1）正常的尿液中没有酮体；

（2）未治疗的严重糖尿病酸中毒患者的尿酮体试验呈强阳性；

（3）妊娠期剧烈呕吐、营养不良、长期饥饿或剧烈运动后均为强阳性。

（七）尿乳糜定性试验

【项目名称】尿乳糜定性试验。

【试验结果】

（1）如果浑浊的尿液中加乙醚变澄清，则为脂肪尿或乳糜尿。

（2）镜检可见红色脂肪滴。

【参考区间】阴性。

【临床意义】

（1）正常人均为阴性。

（2）丝虫或者其他的原因导致淋巴管阻塞，造成尿路淋巴管破裂而形成了乳糜尿。因此，丝虫病患者进行乳糜尿沉渣试验，尿液中常见红细胞和大量的淋巴细胞，且可发现丝虫的幼虫。

（八）尿胆红素定性试验

【试验名称】尿胆红素定性试验。

【试验方法】试带法。

【参考区间】阴性。

【临床意义】肝阻塞性或实质性黄疸时，尿中可出现一定量的胆红素。而溶血性黄疸患者，其尿液中一般没有胆红素。

（九）尿液当中尿胆原的定性试验

【项目名称】尿胆原定性试验。

【试验方法】试带法。

【临床意义】

（1）正常人呈阳性（＋）反应，尿液在稀释 20 倍之后多表现为阴性。

（2）尿胆原为阴性的多发于完全阻塞性质的黄疸。

（3）尿液中尿胆原总量增加，主要见于肝发生实质性的病变（肝炎）或患有溶血性病症。

（十）尿液中亚硝酸盐的定性试验

【项目名称】尿亚硝酸盐定性试验。

【试验方法】试带法。

【参考区间】阴性。

【临床意义】

（1）正常人呈现阴性。

（2）尿路出现细菌感染，例如假单菌、变形杆菌、克雷伯杆菌、大肠埃希菌等菌属的感染者可表现为阳性。

五、妊娠试验

【项目名称】妊娠试验。

【试验方法】金标抗体检测法。

【实践意义】

（1）试验主要用来进行妊娠诊断。该方法敏感，当受孕 2～6d 时即可呈现阳性。

（2）用于与妊娠相关疾病和肿瘤的诊断及鉴别诊断。

（3）过期流产或不完全流产，子宫内仍有活胎盘组织时，本试验仍呈阳性。

（4）做人工流产以后，如果依然呈阳性，则提示宫内仍有胚胎组织残留。

（5）若为宫外孕，人绒毛膜促性腺激素（HCG）水平比正常妊娠要低，仅有 60% 为阳性。

六、运用化学分析仪进行尿液检查

（一）尿液化学分析仪检查

【项目名称】尿液化学分析仪检查。

【检测原理】尿中的化学成分在尿多联试带中的不同试剂模块会发生不同的颜色变化，颜色的深浅与尿液中的物质浓度成正比关系。将试带放入化学分析仪的比色槽，各个试剂模块会被仪器光源依次照射，会产生不同强度的反射光，这些光信号被仪器接收后再转化为电讯号，然后经过微处理器进行科学处理，精确计算各项检测项目具体的反射率，通过与标准曲线的比较进行校正，之后会输出定性或半定性的结果。

【临床意义】尿液化学分析仪的检查在临床上的实际应用和化学检查是相同的。

（二）尿液中有形成分的分析仪检查

【项目名称】尿液有形成分分析仪检查。

【检验原理】流式细胞术与电阻抗分析。

【临床意义】对尿液进行全自动的有形成分分析仪，主要应用在肾疾病及其相关病症的诊疗、医治、预后观察等环节，能够提供红细胞形态方面的信息，在鉴别血尿的来源方面有着重要的作用。

第三节　粪便的常规检查

一、粪便的显微镜检测

【参考值】显微镜检查中正常粪便一般没有白细胞或红细胞，在高倍镜下可能偶见 1~2 个白细胞，记作 0~1/HPF 或者 0~2/HPF；没有寄生虫卵，没有原虫。

【注意事项】

（1）粪便的采集量要足够，必须新鲜，要采集后 1h 之内检查，否则放置时间太长，粪便当中的一些有形成分就会遭到破坏。

（2）在红细胞或粪便标本时，要特别注意挑取黏液、脓血处做检查。

（3）要避免月经血和尿液混入粪便标本。

（4）如果要查阿米巴的滋养体，就要选择粪便的脓血部分或采用肛拭子的方式，样本送检时要保温。

（5）灌肠后的粪便一般不会被作为标本使用。

【临床意义】粪便经显微镜检查发现以下内容，可能提示存在某些问题。

（1）白细胞数量明显增加：患有肠炎时，白细胞的数量通常少于 15/HPF；患有阿米巴样痢疾或细菌性痢疾时，白细胞增加比较明显；患有肠寄生虫病、过敏性肠炎时，白细胞也会增加，而且可以查到较多的嗜酸性粒细胞。

（2）红细胞明显增加：主要原因为消化道出血、溃疡性结肠炎、肠道炎症、结肠癌、直肠息肉、直肠癌、痔部位出血、阿米巴痢疾与细菌性痢疾等。患有阿米巴痢疾，粪便中的红细胞数量会明显比白细胞多，而细菌性痢疾的粪便中红细胞数量要比白细胞少。

（3）寄生虫的虫卵、原虫或虫体：如果发现可确定有相应的寄生虫或原虫感染，这是有关寄生虫感染直接和最肯定的证据。

（4）嗜酸性粒细胞数量增加：一般过敏性的肠炎、肠寄生虫感染、肠易激综合征患者较为多见。

（5）上皮细胞：粪便镜检见到大量的上皮细胞，这是肠壁出现炎症（假膜性肠炎、结肠炎等）的表现。

（6）结晶：正常的粪便中有胆固醇、草酸钙、碳酸钙、磷酸盐、氧化镁等少量的结晶，这些结晶不具备特殊的临床意义。而出现夏科-莱登结晶是特殊结晶，则提示肠道出现溃疡、寄生虫感染或患有过敏性的肠炎及阿米巴痢疾。

（7）真菌：见于以下两种情况。①收集标本所用的容器被污染，或粪便采集完成后没有及时送检，在室温条件下放置时间过久而被污染；②使用大量的抗生素引起真菌的二重感染所导致。轻度腹泻的样本中可检出大量的普通酵母菌；消化不良出现的水泻便中可检出八联球菌；肠道菌群出现失调的样本中存在白色念珠菌，这种真菌会引发假膜性肠炎；腹泻患者的样本中会检出人体酵母菌，其临床意义尚不明确。

（8）食物残渣：如大量出现淀粉颗粒，主要反映消化功能不良，多见于慢性胰腺炎、胰腺功能不全、肠道功能不全、糖类消化不良等。另外，肠蠕动亢进、腹泻或蛋白消化不良时可升高。

（9）病理性细胞：如癌细胞，见于乙状结肠癌、直肠癌患者的粪便中。

二、粪便的外观

【参考值】正常人一般每天排便 1 次，粪便外观呈黄褐色，形状多为圆柱状、圆条状或软泥样；婴儿粪便呈黄色或金黄色；以细粮和肉食为主者粪便细腻而量少，食粗粮或蔬菜多者粪便含纤维多且量增多。

【影响因素】

（1）粪便采集后应迅速送检，若长时间放置，则会使其色泽加深。

（2）粪便检查时应注意被检者的饮食和服药情况，以便排除非疾病因素。

（3）其他注意事项。

①食物的影响：食肉类食品者，粪便易呈黑褐色；食绿叶类蔬菜者，粪便易呈黯绿色；食红辣椒、西红柿或西瓜者，粪便易呈红色；食动物血、肝或黑芝麻等，粪便易呈黑色等。

②药物的影响：消化道钡餐造影、服用硅酸铝，易呈灰白色；服用活性炭、铁剂、中草药可呈无光泽灰黑色；服用番泻叶、山道年、大黄等易呈黄色，等等。

【临床意义】病理情况下，粪便的外观可呈现不同的改变。患者在大便时应观察一下粪便的颜色及形状，可根据下面介绍对自己消化道和粪便的问题做初步判断。

（1）稀糊状或稀汁、稀水样便，多见于各种感染性或非感染性腹泻、肠炎。

（2）黄绿色稀水样便，并含有膜状物时可能为伪膜性肠炎。

（3）米泔样粪便（白色淘米水样），内含黏液片块，常见于霍乱或副霍乱，此为烈性传染病，须及早隔离治疗。

（4）当粪便内含有肉眼可见的较多黏液时，多为小肠炎症及直肠炎症。

（5）粪便中含有肉眼可见的脓血时称为脓血便，常见于痢疾、溃疡性结肠炎、结肠或直肠癌、局限性肠炎等。

（6）鲜血便常见于痔或肛裂所出的鲜血，多附着于秘结粪便的表面。

（7）黑色粪便也称柏油便，形如柏油，质软并富有光泽，多为各种原因所致的上消化道出血，其隐血试验为阳性；而服用药物所致的黑色便无光泽且隐血试验为阴性。

（8）冻状便，形如胶冻，表面似有一层膜，常见于肠易激综合征腹部绞痛后排出的粪便，也可见于慢性细菌性痢疾患者排出的粪便。

（9）钡餐造影术后粪便可暂时呈黄白色；新生儿粪便中排出黄白色乳凝块提示消化不良。

（10）细条状或扁条状便表明直肠狭窄，多见于直肠癌。

（11）干结便多呈硬球状或羊粪样，见于便秘者或老年排便无力者。

三、粪便寄生虫检查

肠道寄生虫病的诊断多依靠在粪便中找到虫卵、原虫滋养体和包囊，找到这些直接证据就可以明确诊断为相应的寄生虫病和寄生虫感染。

【参考值】正常人粪便中应无寄生虫卵、原虫、包囊、虫体。

【临床意义】

（1）可在粪便中查到的寄生虫虫卵有：蛔虫卵、钩虫卵、鞭虫卵、蛲虫卵、曼氏血吸虫卵、日本血吸虫卵、东方毛圆形腺虫卵、粪类圆形腺虫卵、姜片虫卵、肝吸虫卵、牛肉绦虫卵、短小绦虫卵、猪肉绦虫卵、长膜壳绦虫卵等。

（2）可在粪便中查出的原虫滋养体和包囊的有：结肠阿米巴、痢疾阿米巴、布氏阿米巴、嗜碘阿米巴、微小阿米巴、脆弱双核阿米巴等。

（3）可在粪便中查到的各种滴虫和鞭毛虫的有：兰氏贾第鞭毛虫、人肠鞭毛虫、梅氏唇鞭毛虫、肠内滴虫、华内滴虫、结肠小袋纤毛虫等。

（4）可在粪便中查到的虫体和节片的有：蛔虫、蛲虫、钩虫、猪肉绦虫、牛肉绦虫、阔头裂节绦虫等。

四、粪胆素和粪胆原测定

【参考值】阳性。

【影响因素】

（1）待检粪便必须新鲜，否则会氧化成粪胆素。如粪便中含较多的脂肪脒，则应先用乙醚抽提脂肪后再做试验。

（2）制备粪便悬液时应充分混匀。

（3）口服广谱抗生素可影响胆红素转化为粪（尿）胆原的功能。

【临床意义】粪便中无胆红素，而有粪胆原和粪胆素。

病理情况下，如阻塞性黄疸时，粪胆原减少或缺如，且随病情好转而好转或恢复正常；溶血性疾病（如溶血性黄疸或阵发性睡眠性血红蛋白尿症时），粪胆原增加；肝细胞性黄疸时，粪胆原可增加也可减少。

粪胆原测定应结合粪胆红素及其衍生物、尿胆原、尿胆红素定性试验以及血胆红素的测定，以利于鉴别诊断黄疸的性质。

五、粪便苏丹Ⅲ染色检查

苏丹Ⅲ为一种脂肪染料，可将粪便中排出的中性脂肪染成珠红色，易于在显微镜下观察和辨认。

【英文缩写】SUDAN Ⅲ。

【参考值】阴性。

【临床意义】人们每天食入包括脂肪等各类食物，正常食入的中性脂肪经胰脂肪酶消化分解后被重新吸收，如粪便中出现过多的中性脂肪则提示胰腺的正常消化功能可能减退，或肠蠕动亢进，特别是在慢性胰腺炎和胰头癌时多见。此外，肝脏代偿功能失调、脂肪性痢疾、消化吸收不良综合征时也可出现阳性结果。

六、粪便隐血检查

粪便隐血试验是用来检查粪便中隐藏的红细胞或血红蛋白的一项试验。这对检查消化道出血是一项非常有用的诊断指标。

【别名】隐血试验、匿血试验。

【英文缩写】OB。

【参考值】阴性。

【影响因素】

（1）容器及玻片应避免血红蛋白污染。

（2）挑取粪便时，应尽量选择可疑部分。

（3）标本应及时送检，否则久置将使血红蛋白被肠道细菌分解，造成假阴性。此外，造成假阴性的情况还有触媒法试剂失效及大量维生素 C 存在等。

（4）以下物质可造成粪便潜血的假阳性：新鲜动物食品（如鱼、牛乳、鸡蛋、贝类、动物肉等），蔬菜水果（如萝卜、大量绿叶菜、香蕉、葡萄等），某些药物如铁剂、阿司匹林、糖皮质激素等，以及齿龈出血、鼻出血等，故应嘱受检者在检查前 3d 内禁食动物血、肉、肝及富含叶绿素食物、铁剂、中药，以免造成假阳性。

（5）应用免疫学方法检测可提高试验的特异性，并可避免食物因素引起的非特异性反应。

【临床意义】

（1）消化道癌肿早期，有 20% 的患者可出现隐血试验阳性，晚期患者的隐血阳性率可达到 90% 以上，并且可呈持续性阳性，因此粪便隐血检查可作为消化道肿瘤筛选的首选指标。

（2）消化道出血、消化道溃疡患者粪便隐血试验多为阳性，或呈现间断性阳性。

（3）可导致粪便中出现较多红细胞的疾病，如痢疾、直肠息肉、痔出血等也会导致隐血试验阳性反应。

（4）其他引起隐血试验阳性的疾病有：结肠炎、结肠息肉、结肠癌、各种紫癜、急性白血病、血友病、回归热，钩虫病、胃癌等。此外，某些药物亦可致胃黏膜损伤（如阿司匹林、糖皮质激素等）。

七、粪便标本留取

（1）粪便标本应取蚕豆大小的一块送检，并注意选取有脓血或其他异常外观的部分送检。取标本时应注意粪便的颜色与外观，并应向医生叙述；住院患者必要时应留给医生观看粪便的形状、外观和颜色，因为这些内容对某些疾病的鉴别和诊断有一定价值。

（2）做粪便隐血试验要求 3d 内不食用瘦肉类、含动物血类、含铁剂的药物等，避免出现干扰；如果医院使用单克隆抗体法隐血试验，则不需要注意这些问题。所留取的标本应放在洁净的不吸水的蜡盒或塑料盒内送检，千万不要用纸张包裹，因为黏液和细胞等成分会被纸张吸收和破坏，不能得到准确的结果。

（3）用于做粪便细菌培养用的标本，一定要使用医院实验室提供的消毒专用标本盒，以避免其他细菌混入标本中。

第二章　血液流变学检验

第一节　概　述

一、简介

血液流变学是最近 20 年才开始出现并且发展形成的新兴的一门学科，为生物力学以及生物流变学的分支，其研究内容主要是血液的宏观流动性质，人及动物体内的细胞变形及血液流动，血液和心脏及血管间存在的相互作用，还有血细胞的流动性质及其生物化学成分。血液流变学属于新兴的一门独立性边缘学科，是生物学、化学及数学与物理等相关学科交叉发展而形成的一种边缘科学。就目前实际研究情况而言，不同切变率条件下血液的表现黏度研究属于宏观流变学，而对血液有形成分流变学特点进行研究的，属于血细胞流变学，比如红细胞变形、聚集及表面电荷等内容。近几年来，血液流变学已经发展到在分子水平上对血液成分流变特点进行研究的水平，比如红细胞膜的骨架蛋白以及膜磷脂在红细胞流变性方面的影响，血浆分子成分在血浆黏度方面的影响，这些都是分子血液流变学的研究范畴。在血液流变学测定方面，所选择的属于物理学方法，得到的一些数据中可能会与其他方法测定得到的数值存在差距，在流变学检查时应当以流变学测定得到的结果为标准。

二、血液流变学检查适用疾病

（一）血管性疾病

（1）高血压。

（2）卒中（一过性脑缺血发作、脑血栓、脑出血）。

（3）冠心病（心绞痛、急性心肌梗死）。

（4）周围血管病（下肢深静脉血栓、脉管炎、眼视网膜血管病等）。

（二）代谢性疾病

（1）糖尿病。

（2）高脂蛋白血症。

（3）高纤维蛋白血症。

（4）高球蛋白血症。

（三）血液病

（1）原发性和继发性红细胞增多症。

（2）原发性和继发性血小板增多症。

（3）白血病。

（4）多发性骨髓瘤。

（四）其他

（1）休克，脏器衰竭，器官移植，慢性肝炎，肺心病，抑郁性精神病。

（2）中医范围中的血瘀证等。

第二节　血液流变学检验项目及临床意义

一、全血黏度

在血液流变学检验方面，血液黏度属于对血液内摩擦或者流动阻力进行评判的一个重要参数，在血栓前状态的检测以及血栓性疾病诊断、治疗及预防等方面都有着重要的作用和价值，可以提供重要的依据。在血液黏度升高的情况下，血液的流变性质就会有异常情况发生，对组织内血流灌注情况会产生直接影响，导致组织出现缺氧缺水、代谢失调以及机体功能障碍等问题，会产生严重后果。在全血黏度报告上，通常包含高、中、低三个切变率状态下的黏度。

【参考值】毛细管黏度计法：

切变速率为115（S-1）　时，黏度为（5.61±0.85）mPa·s；

切变速率为46（S-1）　时，黏度为（7.3±1.1）mPa·s；

切变速率为11.5（S-1）　时，黏度为（10.4±1.0）mPa·s。

【临床意义】全血黏度升高会导致下列疾病发生：①循环系统疾病，如动脉硬化、冠心病、心绞痛、心肌梗死、周围动脉硬化、高脂血症、心力衰竭、肺源性心脏病、深静脉栓塞；②糖尿病；③脑血管病，如卒中、脑血栓、脑血管硬化症等；④肿瘤，较为常见的为肝、肺和乳腺肿瘤等；⑤真性红细胞增多症、多发性骨髓瘤、原发性巨球蛋白血症等；⑥病毒性肝炎、肺心病、烧伤。

全血黏度减低见于各种贫血、大失血等。

二、全血还原比黏度（高切）

在血液流变学中，还原黏度是标准化的一个指标，其所指的就是全血黏度和血细胞容积浓度之间的比值，在细胞容积浓度为 1 的情况下的全血黏度值。这样一来，将血液黏度都校正至血细胞容积浓度相同的前提下，有利于进行比较。

【参考值】高切：男性，10～13；女性，9～13。

【临床意义】当血细胞比积浓度为 1 时的全血黏度值，以全血黏度与血细胞比积浓度之比表示，即（全血黏度-1）/血细胞比积。其中，（全血黏度-1）为增比黏度，还原黏度则实际反映单位血细胞比积产生增比黏度的量，使血液黏度校正到同一血细胞比积浓度的基础上，以之比较。

三、全血还原比黏度（中切）

【参考值】中切：男性，14～20；女性，12～21。

【临床意义】同上。

四、全血还原比黏度（低切）

【参考值】低切：男性，7.5～10.0；女性，5.8～8.1。

【临床意义】增高常见于高血压、脑血管意外、冠心病和心肌梗死等；降低常见于贫血性疾病。

五、纤维蛋白原（Fb）

【英文缩写】Fb。

【参考值】2.4～3.7g/L。

【临床意义】增高见于感染、炎症、风湿、经期、手术后、DIC 代偿期等；降低见于播散性血管内凝血，胎盘早期剥离，分娩时羊水渗入血管形成栓塞等。

六、红细胞变形能力

红细胞的变形性是血液完成其生理功能的必要条件，红细胞正常的变形能力对保障血液的流动性、红细胞寿命和保证微循环有效灌注起着重要作用，是红细胞在外力作用下改变形状的能力。

【参考值】男性：3.9～5.0；女性：3.0～4.2。

【临床意义】红细胞变形能力降低多见于溶血性贫血、血管性疾病、糖尿病、肝病。

七、血沉方程 K 值

血沉快慢与血液成分改变，其中直接与红细胞压积（HCT）密切相关，血沉在很大程度上依赖于 HCT，HCT 成为影响血沉的主要因素：若 HCT 高，则红细胞沉降率（ESR）减慢；反之，ESR 增快，HCT 低。ESR 和 HCT 之间呈一定的数学关系。通过血沉方程 K 值的计算，把 ESR 转换成一个不依赖于 HCT 的指标，以除外 HCT 干扰的影响，这样血沉方程 K 值比 ESR 更能客观地反映红细胞聚集性的变化。

【参考值】男性：27～95；女性：49～119。

【临床意义】贫血或血液被稀释，血沉增快，是红细胞下降逆阻力减低，并不是红细胞聚集增强而增快。通过红细胞比积的血沉方程 K 值，可排除贫血或血液稀释对血沉的影响。K 值高反映红细胞聚集性增强：若血沉快，K 值大，血沉一定是增快；血沉快，K 值正常，是由于红细胞比积低而引起血沉增快。

八、全血比黏度（高切）

【参考值】高切：男性，5.6～6.7；女性，4.7～6.01。

【临床意义】增高常见于高血压、脑血管意外、冠心病和心肌梗死等；降低常见于贫血疾病。

九、红细胞沉降率（ESR，血沉）

【英文缩写】ESR。

【参考值】男性：0～21mm/h；女性：0～38mm/h。

【临床意义】病理性增高多见于活动性结核病、风湿热、严重贫血、白血病、肿瘤、甲亢、肾炎，全身和局部性感染等。

十、红细胞刚性指数

对于正常红细胞，随着在血液中受到的切变力不断增加，其变形程度以及定向程度都会有所增加，全面表现为黏度降低，而硬化红细胞不会出现这种效应。在红细胞硬化程度增加或者变形能力减小的情况下，全血高切及相对黏度都会增加。利用全血高切黏度对红细胞变形性进行测量，比较常见的指标有红细胞刚性指数。

【参考值】男性：7.16；女性：7.14。

【临床意义】红细胞刚性指数越大，表明红细胞变性能力减弱，是高切变率下血液黏度高的原因之一。

十一、血浆比黏度

指全血黏度与水黏度的比值。

【参考值】1.64～1.78。

【临床意义】增高常见于高血压、冠心病、心肌梗死、脑血栓等。

十二、红细胞压积

【参考值】男性：0.42～0.47；女性：0.39～0.40。

【临床意义】红细胞压积是指红细胞在血液中所占的容积比值，是影响血液黏度的重要因素。血液黏度随红细胞压积的增加而迅速增高，反之则降低。

（1）增高：各种原因所致血液浓缩如大量呕吐、腹泻、大面积烧伤后有大量创面渗出液等，测定红细胞压积以了解血液浓缩程度，可作为补液量的依据。真性红细胞增多症有时可高达 80% 左右。继发性红细胞增多症系体内氧供应不足引起的代偿反应，如新生儿、高山居住者及慢性心肺疾病等。

（2）降低：多见于各种贫血或血液稀释。由于贫血类型不同，红细胞计数与红细胞比积的降低不一定成比例，故可以根据红细胞比积和红细胞计数、血红蛋白的量计算红细胞的 3 种平均值，以有助于贫血的鉴别和分类。

十三、红细胞聚集指数

当机体处于疾病状态时，血浆中纤维蛋白原和球蛋白浓度增加，红细胞聚集性增强，血液流动性减弱，导致组织或器官缺血、缺氧。聚集指数是由低切黏度比高切黏度计算而来，是反映红细胞聚集性程度的客观指标，增高表示聚集性增强。

红细胞聚集指数用于诊断血栓性疾病。

【参考值】1.44～3.62。

【临床意义】红细胞聚集性增高，多见于红细胞膜的性质结构异常性疾病，可导致低切变率下血液黏度增高。血液病、免疫球蛋白异常、急性心肌梗死、恶性黑素瘤等都可引起红细胞聚集性增高；高血压、冠心病、肺心病、糖尿病、恶性肿瘤等红细胞聚集性也会增高。

十四、血浆黏度

血浆黏度是影响全血黏度的重要因素之一，血浆黏度升高，全血黏度必然增高，主要取决于血浆蛋白，尤其是纤维蛋白原、脂蛋白和球蛋白的浓度。

【参考值】男性：1.60～1.80；女性：1.65～1.95。

【临床意义】增高见于遗传性球形红细胞增多症、地中海性贫血、心肌梗死、脑血栓形成、高脂血症、高血压、糖尿病等。

十五、红细胞变形指数

红细胞的变形性是血液完成其生理功能的必要条件，红细胞正常的变形能力对保障血液的流动性、红细胞寿命，保证微循环有效灌注起着重要作用，是红细胞在外力作用下改变新的形状的能力。

【英文缩写】RCD。

【参考值】0.47～0.55。

【临床意义】临床上红细胞变形性降低主要见于一些溶血性贫血、糖尿病、高脂血症、肝硬化、肾病以及血管栓塞性疾病，如脑血管病、心肌梗死、手术和创伤等。

第三节　血液流变学检验注意事项

（1）一般在早晨空腹时采血。

（2）女性患者避开月经期。

（3）肘前静脉采血，坐位采血。

（4）采血针头内径宜大，不宜反复穿刺。

（5）使用肝素抗凝管，与标本充分混匀，避免剧烈晃动。

（6）放置时间：抗凝血样一般在室温（15～25℃）下存放，要求在采血后 20min 至 4h 内做完。

（7）上机前全血标本因放置会造成红细胞沉降，所以上机前必须进行有效混匀。自动化仪器上机前也必须先用手工混匀。

（8）离心是获得血浆标本的重要环节。离心标准是离心力 2300g，离心 30min。离心力 $RCF=11.18\times10^{-6}\times N^2\times R$。其中，$11.18\times10^{-6}$ 为常数，N 为离心转数，R 为离心半径。

（9）使用当地正常参考值：厂家仪器中提供的正常参考值，未必是当地医院的正常参考值。地区气候环境、饮食习惯、生活方式会形成人群间的差异，检测当地的正常参考值作为检测值的比较标准是必要的，这也是血液流变学指标规范化的要求。

（10）仪器标定：实验前必须对仪器进行标定。

第三章　临床血液检验

第一节　血液成分和功能

一、血液成分

（一）血液

血液是一种红色黏稠混悬液，其构成主要包括两个部分，即血细胞与血浆，血液的 pH 通常在 7.35～7.45，其比密一般在 1.050～1.060，而相对黏度在 4～5，血浆渗透压 300mmol/L，在离开机体后可以自行凝固，凝块中上清液是血清。对于正常成人，其身体内血量占整体体重的 7%～9%，即 60～80mL/kg 体重，成年人血量平均为 5L，其中血浆约占 55%，血细胞占 45%。血浆中的固体成分占的比例为 8%～9%，其中包含不同类型蛋白质、无机盐以及激素与维生素，还有代谢终产物，而水分所占的比例为 91%～92%。血细胞中主要有红细胞、白细胞和血小板。而全血主要包含两个部分，即血浆与血细胞。

（二）红细胞

红细胞的直径为 7.2μm，厚 2μm，形状呈现为双凹圆盘形，其中的成分主要是血红蛋白，所占的比例大约为 34%，生理功能主要是将氧气运输到全身的各个组织，且可以起到协同维持酸碱平衡作用。红细胞来源于骨髓造血干细胞，其发展历程就是原红细胞、早幼、中幼与晚幼红细胞以及网织红细胞，最终每个原红细胞都会生成 8~16 个成熟红细胞。红细胞分裂到中幼红便停止，由原红细胞到网织红细胞，其中的增殖、分裂及成熟整个过程都在骨髓中进行，时间大约为 72h。网织红细胞再经过 48h 之后便能够完全成熟，在红细胞释放入血之后，其寿命平均为120d。衰老后的红细胞会在脾中被破坏，分解成为铁、珠蛋白及胆色素。其具体参考范围如下：男性$(4\sim5.5)\times10^{12}/L$，女性$(3.5\sim5)\times10^{12}/L$，新生儿$(6\sim7)\times10^{12}/L$，正常红细胞体积82～95fl（$1fl=1\mu m^3$）。

（三）血红蛋白

血红蛋白属于红细胞中的主要组成部分，其构成主要包括亚铁血红素和珠蛋白。在每个红细胞中血红蛋白分子的数量大约为2.8亿个。在每个血红蛋白分子中都包含4条多肽链。在每个折叠的多肽链中，都含有1分子亚铁血红素。对于成人体内的主要血红蛋白，按照不带氧计算其分子质量，大约为64458。珠蛋白表现出种属特异性特点，在每个珠蛋白分子中都包含两对肽链，具体来说就是一对α链（由141个氨基酸组成）和一对非α链（由146个氨基酸组成）。正常人的血红蛋白肽链组合形成主要有3种，$\alpha_2\delta_2$为主要的血红蛋白，所占比例超过90%，也就是HbA；$\alpha_2\beta_2$为次要血红蛋白，也就是HbA_2，所占比例为1%～3%；$\alpha_2\gamma_2$是胎儿体内的主要血红蛋白，即HbF，在1岁之后一直到成年保留的部分不到2%。如β链或α链在何处出现障碍，导致3种正常的血红蛋白比例出现异常情况，也就是不同类型的地中海贫血；如多肽链出现氨基酸置换、丢失及加长，也就是血红蛋白病。这两种都属于遗传性血红蛋白分子病。亚铁血红素也就是血红蛋白中的色素部分，这点上人与动物相同，都是由铁原子原卟啉1组成，其分子式为$C_{34}H_{32}O_4N_4Fe$，相对分子质量约为616。铁原子在卟啉环中心位置，在正常状态下为亚铁（Fe^{2+}），其中有6条配位键。在正常状态下，血液中的血红蛋白主要是HbO_2与Hbred，同时还包含少量HbCO及Hi。在病理状态下，HbCO与Hi可能会增加，还会有SHb等血红蛋白衍生物出现。

（四）白细胞

白细胞的功能主要是抵御感染，以防止发生炎症。其中，淋巴细胞属于主要的人体免疫细胞，T细胞的作用及功能主要是参与细胞免疫，主要包括两个亚群，即CD4和CD8。对于B细胞，其抗原可以识别并且结合特殊性抗原，在 B 细胞表面结合 IgGFc 段的受体，也就是补体的受体，B 细胞功能主要是参与机体的体液免疫。

（五）血小板

平均血小板体积（MPV）为 9.4～12.5fl，血小板计数（PLT）为（100～300）×10^9/L。血小板在正常止血、凝血过程中有重要生理功能。

二、血型免疫学基础

（一）抗原

抗原所指的就是能够结合相关的抗原特异性淋巴细胞中独特抗原特异性受体，引导淋巴细胞产生免疫应答物质。

在免疫应答中，抗原可以对机体产生刺激，使其产出免疫应答物质，且能够与之在体外产生特异性反应。抗原前一性状叫作免疫原性，后一性状叫作免疫反应性，而同时具备两种性状的抗原属于完全抗原。对于有些抗原而言，其自身并不具备免疫原性，但是可以与已产生抗体进行反应，这种类型的抗原属于半抗原。半抗原在结合高分子物质之后，可以得到免疫原性，通过刺激机体可以使其产生针对这一半抗原的相关抗体。抗原的条件主要包括大分子胶体、异物性以及进入机体途径，还有其他因素。

（二）抗体

对于体液免疫，其主要是由抗体及补体承担。抗体活性的存在部位就是γ球蛋白。具备抗体活性或者化学结构与抗体类似的相关球蛋白，属于免疫球蛋白。而抗体是机体由于受到抗原刺激而出现的特异性球蛋白，其能够与抗原进行有效结合。对于抗体而言，其具备的最明显特点就是多样性以及特异性。对于免疫球蛋白，其基本结构就是四链结构，包括两条重链与两条轻链，这两条链形成对称排列的"Y"字结构，具体来说就是两条 H 链与两条 L 链，H 链和 H 链之间以及 L 链与 H 链之间，通过二硫键实现连接。就当前来看，H 链主要包括 5 种类型，即γ、α、μ、δ和ε，而 L 链主要包括 K 和λ。H 链对免疫球蛋白种类具有决定作用。重链α即 IgA；重链γ即 IgG；重链μ即 IgM；

重链ε即 IgE；重链δ即 IgD。对于免疫球蛋白，其由 B 细胞产生，在细胞表面、血清及其他体液中分布。

IgG：这种类型的结构相对来说比较简单，其相对分子质量大约是 150×10^3 万，其血清浓度处在 8.0～18.0g/L 之间，属于可以通过胎盘的唯一一种抗体。这种类型抗体产生是由于抗原刺激，其出现时间比较晚，可以在血液中长期得到维持。IgG 抗体并不能直接和红细胞产生凝聚反应，只能致敏或包被红细胞，而在将抗人球蛋白加入已经致敏的红细胞盐水悬液中之后，才能和红细胞之间有凝集反应发生。

IgM：这种抗体有着比较大的相对分子质量，大约是 900×10^3 万，相当于将 5 个 IgG 进行连接，无法通过胎盘。在人体血清中，抗 A 及抗 B 都没有产生比较明显的抗原刺激，属于天然抗体，即 IgM 抗 A、抗 B。

甲肝、乙肝病程中可在临床症状出现前在血清中检测 HAV-IgM 或 HBV-IgM（HBV-IgG）。

IgM：血清浓度 0.6～2.8g/L。

IgA：血清浓度 0.9～4.5g/L，消化道和呼吸道的分泌液中以 IgA 为主，是这些场所第一道抗感染防线。

IgE：血清浓度 0.1～10mg/L，与过敏反应及寄生虫感染有关。

IgD：血清含量 3.0～40.0mg/L，作用不明。

人体抗原刺激的初级免疫应答产生 IgM，再次抗原刺激的第二次免疫应答主要产生 IgG，出现晚，维持时间长。

（三）补体 C（Complement C）

补体所指的就是在人及动物的血清中正常存在的一组蛋白，与免疫有关，且具备活性，只是其活性不够稳定，在 56℃加热 30min 就会被活灭。在血清球蛋白总量汇中，补体占据的比例大约为 10%，含量相对来说比较稳定，不会受到抗原刺激影响，不会由于特异性免疫建立而变化。当前补体系统的组成成分主要有 20 多种。对于补体中的各个成分，依据其被发现先后顺序，分别命名为 C_1、C_2、C_3……C_9。对于被激活的补体，在数字上方加横线表示，如 C^{-1}、C^{-2}，补体裂解产生的片断表示如 C_{3b}、C_{3a}，a 表示小片段，b 表示大片断，灭活的补体在前面加 i 表示，如 iC_{3b}。

当前补体成分中的大部分都是β球蛋白，只有其中的少数属于α或γ球蛋白，相对分子质量为（25～390）× 10^3。在血清中含量最高的是 C_3，可以达到 $1300\mu g/mL$，其次为 C_4，S 蛋白及 H 因子所占比例大约为 C_3 的 1/3，而其他成分含量只有 C_3 的 1/10，或者更低。

当前，补体激活途径主要有两种，即经典途径与代替途径。其中，经典途径主要包括识别单位（C1q、C1r、C1s）、活化单位（C4、C2、C3）以及膜攻击单位（C5—C9）等环节。在当前的临床试验中，抗原加抗体结合之后，将补体加入，会致使红细胞破裂有溶血现象产生。ABO 血型不合的溶血性输血反应就是因为这一原因。

补体的主要功能有杀菌、溶菌、细胞毒及调理功能等。

三、临床输血注意事项

临床输血必须做到：输血资料完整，输血技术规范，输血指征掌握正确。

所有患者均有输血治疗同意书。输血前检查资料齐全（乙肝、抗-HCV、抗-HIV，梅毒血清学检查、血型、交叉合血报告单规范），无明显不适当的输血。输血有完整的病历记载（输血原因、品种、数量、输血起止时间、有或无输血反应）。

血小板输注原则：足量、快速。一般成人，欲提高血小板数量 $50×10^9/L$，应一次性输注 PC-1（手工浓缩血小板）10U，或 PC-2（机采血小板）一个治疗量。

血小板规格及标准：PC-1 含血小板 $2.0×10^{10}$/ U 25mL；PC-2 一个治疗量含血小板 $2.5×10$/200mL 袋。

多次不足量输注血小板可刺激机体产生血小板抗体，导致血小板输注无效。血小板制品在 22℃振荡保存，不可置入 0～4℃冰箱。

急性大失血患者常伴有凝血因子缺失，在补充红细胞同时应该补充足够量的凝血因子，可输注冷沉淀（Cryo）或新鲜冰冻血浆（FFP）。

Cryo：含Ⅷ因子 80～100 单位。纤维蛋白原 250mg/20mL 袋。

第二节　血型与输血

一、血型学基础

（一）红细胞血型 ISBT 规范分类

血型是人体血液的一种遗传性状，自发现 A、B、O 血型系统以来，血型仅指红细胞表面抗原的差异，随着白细胞、血小板和血清中血型抗原或遗传多态性的发现，血型概念已被认为是指各种血液成分的遗传多态性标记。国际输血协会（The International Society of Blood Transfusion，ISBT）红细胞表面抗原命名专业组目前已确认为 200 余种，并将其分为血型系统（Systems）、血型集合（Collections）和血型系列（Series）（如表 3-1 所示）。

表 3-1　红细胞血型 ISBT 分类

分类	定义	抗原数
血型系统 （Systems）	单一基因位点，或两个或多个紧密邻接的而其间又极少重组的同源基因所编码的一个或多个抗原组成	23 个系统 201 个抗原
血型集合 （Collections）	在血清学、生物化学或遗传学上有相关性，但又达不到血型系统命名标准，与血型系统无关的血型抗原	5 个集合 11 个抗原
低频率系列 700(Series 700)	目前不能归类于血型系统和血型集合的血型抗原，在人群中抗原发生频率少于 1%	33 个抗原
高频率系列 901（Series 901）	目前不能归类于血型系统和血型集合的血型抗原，在人群中抗原发生频率在 90% 以上	12 个抗原

（二）红细胞血型 ISBT 命名及表述

1996 年 ISBT 发表的该命名专业组确定的红细胞血型抗原、表型、基因和基因型命名的记述方法：6 位数字和字母/数字方式。前者适合于计算机语言，后者更适用于一般阅读、书面和印刷。6 位数字的头 3 位数字表示某一血型系统，后 3 位数字表示该血型抗原的特异性。如 001001 表示 ABO 血型系统的 A 抗原，004001 表示 Rh 血型系统的 D 抗原。5 个红细胞血型集合数字符号分别用 6 位数字头 3 位数字 205、207、208、209 和 210 表示，特异性抗原也分别用后 3 位数表示，如 207001 表示 Ii 血型集合的 I 抗原。血型系列中高频率系统符号统一用 901 表示，低频率系列符号统一用 700 表示，高频率和低频率 Vel 抗原，700015 表示低频率 Rd 抗原。K 表示 Rh 血型系统 D 抗原，KEL$_1$ 表示 Kell 血型系统的 K 抗原，KEL$_2$ 表示 k 抗原。传统的写法 DCce 写作 Rh1，Rh2，Rh3，Rh4，Rh5。

（三）常用术语

生物的遗传信息是以各种各样核苷酸序列的形式储存于脱氧核糖核酸（DNA）分子中，并以功能单位在染色体上占据一定位置构成基因（Gene），基因携带产生所有蛋白质的遗传信息。基因是一段能编码一条肽链氨基酸顺序的 DNA 片段，基因内部顺序不一定连续。因突变而不发生作用的基因称为无效基因（Amorph Gene），在杂合子中表示出性状或决定该性状的基因称为显性基因（Dominant Gene），只是在纯合子中才表现性状或在杂合子中无作用的基因称隐性基因（Recessive Gene）。体细胞内的成对染色体形状结构基本相同（分别来自父、母方）称同源染色体（Homologous Chromosomes）。同源染色体上同一位点的基因为等位基因（Allele，Allelomorph）。来自一个合子的成对染色体的，至少有两个不同的细胞系的个体或组织称嵌合体（Mosaic）。一个生物的全部遗传组成或特指同一位点的或特指同一位点或几个位点上的等位基因称基因型（Genotype）。由基因型与发育的环境相互作用产生的可观察性状称表型（Phenotype）。基因在染色体上占有的位置称位点（Locus，Loci）。在染色体中，正常配子只含有其中一条，配子中的染色体数作为染色体基数，称单倍数，具有单倍染色体的细胞或个体称单倍体（Haploid），含有三组或三组以上染色体的细胞或个体则称多倍体。某一群体中，某一等位基因的数除以这个基因位点上可能出现的其他全部基因的总数称基因频率（Gene Frequency）。

（四）染色体上血型系统位点分配

染色体上血型系统位点分配（ISBT 确定的），如表 3-2 所示。

表 3-2　染色体上血型系统位点分配表

染色体	位点
1	Rh
	SC
	FY
	CROMER
	KNOPS
2	GERBICH
4	MNS
6	CH/RG
7	CO
	YT
	KEI
9	ABO
17	DIEGO
18	JK
19	LE
	IW
	LU
	H
22	PI
	X
	XG
	XG

二、ABO 血型系统

（一）ABO 血型抗原和血型物质

决定 ABO 血型遗传的基因位点在 9 号染色体长臂 3 区 4 带（9q34）父母双方各遗传给子代 1 个基因，3 个基因可组成 6 个基因型 AA、AO、BB、BO、AB 和 OO。因 A 和 B 为显性基因，O 为隐性基因，所以只有 4 种表现型：A、B、AB 和 O。血型物质是每个人专有血型抗原物质，它由多肽和多糖组成。一般而言，多肽部分决定 ABO 血型的抗原性，多糖部分决定其特异性。主要的糖有β-半乳糖、N-乙酰氨基葡萄糖，N-乙酰氨基半乳糖和 L 岩藻糖。由 H 基因控制的 L 岩藻糖转移酶将 L 岩藻糖连接在第一个β-半乳糖上即形成 H 物质。A 基因控制的另一种转移酶能使 N-乙酰氨基半乳糖连接在 H 物质的半乳糖上，即成为 A 抗原。B 基因控制的一种转移酶，能使 L-半乳糖连接在 H 物质的半乳糖上，即成为 B 抗原。A 型红细胞膜表面有 A 抗原，B 型红细胞膜表面有 B 抗原，AB 型红细胞膜表面有 A 和 B 抗原，而 O 型则无 A 和 B 抗原，但有大量未起变化的 H 物质，这个 H 物质即 A 和 B 抗原的前身物质（如图 3-1 所示）。

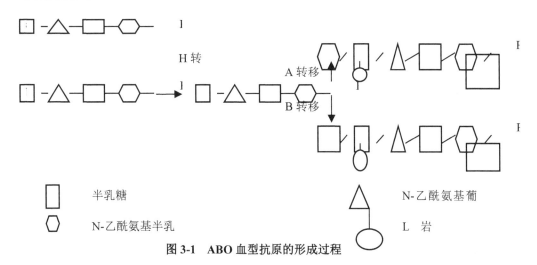

图 3-1 ABO 血型抗原的形成过程

ABH 抗原在第 5—6 周胚胎的红细胞上即可检测出来，但直到出生时抗原性仍不太强，2～4 岁时才发育完全，终身不变。ABH 抗原不仅存在于红细胞膜上，也程度不同地存在于其他体液中，如唾液、尿液、泪液、胃液、胆汁、囊肿液、羊水、腹水和血清等，但脑脊液中没有。这些抗原被称为 ABH 血型物质，这些抗原为半抗原，是水溶性的。而红细胞膜上的 ABH 物质为醇溶性的。ABH 物质以唾液中含量最多。凡唾液中有血型物质者为分泌型，否则为非分泌型。大约 80% 为分泌型，20% 为非分泌型。

血型物质的意义有：①测定唾液中血型物质，辅助鉴定血型；②中和ABO 血型系统中的"天然抗体"以检查"免疫性抗体"；③检查羊水检测ABO 血型；④使用混合血浆时，各型血浆中的血型物质中和相应的抗 A 或抗 B；⑤利用动物脏器免疫动物，制备高效价的抗 A 或抗 B 血清。

（二）ABO 血型抗体

天然抗体：没有可觉察的免疫刺激而"天然"存在于人体的抗体。如 A 型人血清有抗 B 抗体，B 型血清有抗 A 抗体，O 型人红细胞上无 A、B 抗原，血清中有抗 A、抗 B 抗体，AB 型人血清则无抗 A、抗 B 抗体。天然抗体在新生儿头几个月才生成，5~6 岁才有较高的效价，一直维持到青壮年，老年人抗 A 抗 B 又有降低。

经 A 或 B 抗原特异性免疫刺激产生的抗 A 或抗 B 抗体被称为"免疫性抗体"。这种免疫可来自母胎 ABO 血型不合的妊娠或输入 ABO 血型不合的红细胞或注射了纯化的血型物质及含有血型活性物质的病毒或细菌产物等。天然抗体为 IgM，低温时效价反而高。免疫性抗体是 IgG，37℃ 滴度高，只能部分被血型物质中和，可以通过胎盘。IgM 和 IgG 抗 A 或抗 B 都可凝集相应的盐水悬浮的红细胞，在室温中均有活性，均可发生试管内溶血。ABO 血型不合几乎毫无例外要发生溶血性输血反应的症状。ABO 血型不合或 Rh 血型不合引起新生儿溶血病更显示了 ABO 血型抗体的重要意义。

（三）ABO 异常血型

（1）嵌合型血型：1953 年 Duns Ford 等报道了第一例嵌合体血型，即有一女性，其红细胞中 O 型占 61%，A 型占 39%，而其血清中只有抗 B 而无抗 A 抗体。这是由于异卵双生子在胎内就发生了血管吻合，一方的造血细胞移行到另一方的骨髓内着床，然后分别产生两种不同血型的细胞，而以此状态持续终身。

（2）孟买型（Bombay Phentoype）：是在印度妇女中发现，其红细胞不与抗 A、抗 B 和抗 H 血清发生反应，而其血清中却有抗 A、抗 B 及强滴度抗 H。孟买型用 Oh 表示，因其 H 的等位基因是 h，不能形成 H 物质，故带有 hh 基因的人，即使有 A 基因，也不能形成 A 物质，其细胞像 O 型，但又无 H 物质，故此血型写成 O^h。红细胞 H 抗原缺失为一类罕见的血型。

（3）Cis-AB 型：1964 年 Sey Fried 发现在一个波兰人家庭，丈夫是 O 型，妻子是 A_2B 型，妻子的母亲是 O 型，他们有两个孩子是 A_2B 型。显然该妻子的一条染色体上有 A_2B 基因。之后发现了很多这样的家庭。在日本 100 万献血者中发现了 14 例 Cis-AB 型。Cis-AB 型家庭成员特殊遗传方式：A 型和 B 型基因位于一条染色体上，两个基因能同时遗传给后代。

有一个日本家庭，父母血型分别为 AB_1 和 O 型，女儿为 O 型，两个儿子为 B 型，这显然不符合 Cis-AB 规律，其原因可能是生殖细胞的结构突变，或者是其 A 或 B 基因的缺失突变，即从卵子生长过程中的突变是有该 O 型女儿的原因。

（4）获得性 B（Acquired B）：获得性 B 只表现在 A 型红细胞上。肠道细菌影响形成类 B，但于疾病消失时，类 B 即消失。从血清中检测抗体类别（血型反定型检测）可证实。

（5）血液病：某些癌症因 H 转移酶缺失或抑制而缺乏 A 抗原、B 抗原，致血型暂时"变化"，待疾病好转时血型复原。

（6）A 亚型：主要有 A_1 和 A_2，其次为 Aint 及 A_3、A_{end} 等。

（7）B 亚型：有 B_3、B_x、B_m、B_{el}。

三、人类白细胞抗原

（一）基本知识

人类白细胞抗原（Human Leukocyte Antigen，HLA）是法国科学家 Jean Dausset 首先发现的。HLA 是存在于人类白细胞膜上的一种与其他组织抗原（肾、脾、肺、肝、心、精子、皮肤等）共有的同种抗原，又称组织相容性抗原，是迄今为止所知的人类最复杂的基因群。除成熟的红细胞外，HLA 几乎存在分布于人体的各种有核细胞及血小板上。编码 HLA 抗原的基因群被称为 HLA 复合体。据 1995 年资料，全世界共检出 HLA-A、B、C 抗原特异性 76 种，相应等位基因 213 个，检出 DR、DQ 抗原特异性 27 种，相应等位基因 186 个，检出 DP 特异性 6 种，相应等位基因 70 种。

HLA 基因位于人第 6 号染色体的短臂上，1999 年对该区的顺序结果表明：该区长为 3.6-mega bse（MB），共包含 224 个基因座位。

HLA-Ⅰ类基因：包括 HLA-A、B、C、E、F、G 等基因座位。

HLA-Ⅱ类基因：包括 HLA-DR、DP、DQ 等基因座位。

HLA-Ⅲ类基因：包括编码某些补体成分（C_2、C_4、B_f）、肿瘤坏死因子（TNF）、21 羟化酶、热激蛋白 70 等的基因。

HLA 遗传特点：遵循常染色体共显示等位基因的遗传方式，除无效等位基因外，每个 HLA 基因所决定的抗原均在细胞膜上表现出来；同一条染色体上的不同座位紧密连锁在一起，以单倍体形式由亲代传给子代，因此每个人都有两条分别来自父母的 HLA 单倍型；HLA 遗传多态性，多态性是指在一随机婚配的群体中，染色体同一基因座位有两种以上的等位基因，即可能编码两种以上的基因产物。

（二）HLA 检测方式

（1）目前 HLA 血清学分型采用微量淋巴细胞毒试验，基本原理是 HLA 抗体属 IgG 和 IgM 类型的免疫球蛋白，在补体的存在下该抗体能够结合到带有相应抗原的活淋巴细胞膜上，并在膜上打洞，如淋巴细胞不带有相应抗原，则无此作用。细胞膜被破坏的细胞，可用染色法观察，染料能进入死细胞而使之着色。一般而言，HLA-Ⅰ类抗原的检测用 T 淋巴细胞，HLA-Ⅱ类抗原检测用 B 淋巴细胞。

（2）HLA 的 DNA 分型技术（PCR-SBT 法）：以 PCR 扩增所要分析的基因片断，然后对基因序列进行分析，可以直接得到基因型。分辨率高，可大规模进行，精确度高。

（3）淋巴细胞毒交叉配合试验：器官移植前用微量淋巴细胞毒技术分别用供者的 T 细胞和 B 细胞与受者的血清做 1∶2、1∶4、1∶8、1∶16 四个稀释反应，通过细胞毒反应的强弱来判断受者血清中是否有针对供者的淋巴细胞毒抗体并估计抗体的强度。如受者血清中检出针对供者的 T 淋巴细胞抗体，一般认为是配合禁忌，移植后会发生急性排斥反应。

（三）HLA 检测的临床应用

（1）HLA 与移植：肾移植、骨髓移植、心脏移植、肝移植。

（2）HLA 与疾病相关：强直性脊柱炎、1 型糖尿病、类风湿关节炎、多发性硬化症、系统性红斑狼疮。

（3）HLA 与输血：多次输血可使受者产生抗 HLA 抗体，引起发热反应和白细胞下降，有针对性地按 HLA 分型选择供者，可避免此问题，也可以推广白细胞过滤器。

（4）HLA 与反复流产：胎儿血小板减少性紫癜、早产、畸胎等可能与母胎的 HLA 相容性有关。

（5）法医：由于 HLA 的高度多态性，无关个体间 HLA 表型会相同的概率极低，使 HLA 分型成为亲子鉴定的重要手段。

第三节　血型鉴定

一、ABO 血型鉴定

【实验原理】

用已知血型特异性的抗体试剂鉴定红细胞的抗原（Forward Typing，正定型、细胞定型），同时用已知血型的试剂红细胞鉴定血清中的抗体（Reverse Typing，反定型、血清定型）。

【标本、试剂与器材】

（1）标本：抗凝或不抗凝待检血液（血清与红细胞已分离或分层好）。

（2）试剂：单克隆或多克隆的抗 A 试剂、单克隆或多克隆的抗 B 试剂、抗 A、B（供选择）、2%～5%的 A 型、B 型和 O 型试剂红细胞悬液。

（3）器材：滴管、试管、标记笔、离心机、显微镜等。

【操作步骤】

1.正定型（细胞定型，Cell Grouping）

（1）取试管 2 支，分别标明抗 A，抗 B，抗 A、B（供选择），用滴管分别加抗 A、抗 B 和抗 A，B（供选择）定型试剂各 2 滴于试管中，再分别加入待检者的 2%～5%红细胞盐水悬液 1 滴，轻摇混合。

（2）以（900～1000）×g 离心 15s。

（3）将试管轻轻摇动，使细胞扣悬起，观察有无凝集或溶血现象。

2.反定型（血清定型，Serology Grouping）

（1）取试管 3 支，分别标明 A、B 和 O 型细胞管，用滴管分别加待检者血清 2 滴于试管中，再分别加入 2%～5%，A、B 及 O 型试剂红细胞悬液 1 滴。

（2）以（900～1000）×g 离心 15s。

（3）将试管轻轻摇动，使细胞扣悬起，观察有无凝集或溶血现象。

【结果判断】

结果判断如表 3-3 所示。

表 3-3 ABO 血型正、反定型结果判定

正定型（细胞定型）			反定型（血清定型）			判定结果
抗 A	抗 B	抗 A，B	A_c	B_c	O_c	
0	0	0	+	+	0	O
+	0	+	0	+	0	A
0	+	+	+	0	0	B
+	+	+	0	0	0	AB

注：+为有凝集反应；0 为无凝集反应

【注意事项】

（1）观察结果时若试管中出现溶血现象，表明存在抗原抗体反应并激活了补体，应视为阳性结果。

（2）ABO血型试验产生问题，一般见于正、反定型不一致，这可能存在操作问题，也可能是待检红细胞或血清自身的问题，主要有如下几类。

①操作技术上的错误：这是ABO定型中产生异常结果的主要原因。比如：离心过度或不足；细胞与血清反应比例不适当；阳性反应产生溶血现象而未能识别，导致假阴性结果等。

②红细胞致敏状态。

③嵌合体血型定型时可以出现"混合外观凝集"现象。

④某些白血病患者和难治性贫血等疾病因素导致抗原减弱。

⑤红细胞因遗传或获得性的表面异常，出现多凝集现象。

⑥获得性B现象。

⑦血型物质过多可干扰（中和）抗A和抗B定型试剂。

⑧异常的血浆蛋白，待检者血浆中白蛋白、球蛋白比例异常；高浓度的纤维蛋白原等问题，能导致缗钱状形成，造成假凝集现象。

⑨待检血清中有不规则抗体存在，与试剂A、B细胞上的抗原起反应。

⑩右旋糖酐及静脉注射某些造影剂等药物因素引起红细胞聚集而类似凝集。

⑪尚未产生抗体的婴儿、由母亲被动获得抗体的婴儿、抗体水平下降的老人，试验时可能出现异常的结果。

⑫单克隆定型试剂与人多克隆定型血清在判读和分析弱抗原，特别是ABO亚型抗原时，可能会有差异。

⑬标准血清效价太低、亲和力不强。如抗A血清效价不高，可将A亚型误定为O型，AB型误定为B型。

⑭受检者血清中缺乏应有的抗A及（或）抗B抗体，如丙种球蛋白缺乏症。

⑮由细菌污染或遗传因素引起多凝集或全凝集，往往是正反定型不符

的原因。

⑯血清中有 ABO 血型以外的抗体，如自身抗 I，常引起干扰。

【正反定型结果不一致的解决办法】

如发现 ABO 正反定型结果不一致，首先要重复做试验 1 次。严格执行操作规程，使用质量合格的试剂以及细心观察结果，可解决明显的问题，对一些疑难问题必须及时请示上级主管，并进一步检查。初步的检查步骤如下。

（1）另从受检者采取 1 份新鲜血液标本，这样可以纠正因污染或搞错标本造成的不符合。

（2）将细胞洗涤数次，配成 5% 盐水细胞悬液，用抗 A、抗 B、抗 A1、抗 A+B 及抗 H 做试验，可得到其他有用的信息。

（3）对受检红细胞做直接抗人球蛋白试验，如结果呈阳性，表示红细胞已被抗体致敏。

（4）用 A1、A2、B、O 红细胞及自身红细胞检查受检血清。如果怀疑是抗 I 用 O 型（或 ABO）相合的脐血红细胞检查。

（5）如果试验结果未见凝集，应将细胞及血清试验至少在室温和 4℃ 放置 30min，用显微镜检查核实。

（6）如疑为 A 抗原或 B 抗原减弱，则可将受检红细胞与抗 B 血清做吸收及放散试验，以及受检者唾液做 A、B、H、血型物质测定。后者只对 80% HAB 分泌型的人有用。

（7）如试验结果红细胞呈缗钱状排列，加等渗盐水 1 滴混匀，往往可使缗钱状现象消失。应注意不应先加盐水 1 滴于受检者血清中，再加试剂红细胞做试验，以免使血清中抗体被稀释。

（8）如受检者为 A 型血而疑为有类 B 抗原存在时，可用下列方法进行鉴别。

①观察细胞与抗 A 及抗 B 的凝集强度，与抗 A 的反应要比抗 B 的反应强。这种区别用玻片法做试验更为明显。

②用受检者红细胞与自身血清做试验，血清中的抗 B 不凝集自身红细胞上

的类 B 抗原。

③检查唾液中是否有 A、B 物质，如果是分泌型，可检出 A 物质或（和）B 物质。

④核对患者的诊断，类 B 抗原的形成与结肠癌、直肠癌、革兰阴性杆菌感染有关。

（9）如发现多凝集现象，应考虑由遗传产生的 Cad 抗原活性、被细菌酶激活的 T 或 TK 受体，或产生机制不太明了的 Tn 受体所引起。多凝集红细胞具有以下特点。

①能被人和许多家兔的血清凝集。

②能与大多数成年人的血清凝集，不管有无相应的同种抗体。

③不被脐带血清凝集。

④通常不与自身的血清凝集。

⑤如有条件可用外源凝集素加以鉴别。

二、ABO 亚型鉴定

【实验原理】

血型血清学试验通常按其相应的血清学反应结果的格局进行鉴别。

【标本、试剂与器材】

（1）标本：抗凝或不抗凝待检血液（血清与红细胞已分离或分层好），煮沸离心处理好的唾液标本。

（2）试剂：单克隆或多克隆的抗 A 试剂；单克隆或多克隆的抗 B 试剂；抗 A，B；抗 H 试剂；抗 A1 试剂；2%～5%的 A1、A2 型、B 型和 O 型标准红细胞盐水悬液。

（3）器材：滴管、试管、标记笔、离心机、显微镜、水浴箱等。

【操作步骤】

（1）待检红细胞与抗 A、抗 A1、抗 B、抗 H 及抗 A，B 试剂进行反应（包括常规试管法与吸收、放散试验），观察凝集反应程度。

（2）待检血清与 2%～5% 的 A1、A2 型、B 型和 O 型标准红细胞反应（包括常规试管法与吸收、放散试验），观察凝集反应程度。

（3）检测分泌型个体唾液中的 A、B 和 H 物质的存在与缺失。

【结果判断】

做出判断需根据表 3-4 综合分析。

表 3-4　ABO 亚型的血清学反应鉴定表

红细胞表现型	红细胞与已知抗血清反应					血清与试剂红细胞反应				唾液分泌型
	抗 A	抗 B	抗 A,B	抗 H	抗 A1	A1	A2	B	O	
A1	4+	0	4+	1+	4+	0	0	4+	0	A&H
A int	4+	0	4+	3+	2+	0	0	4+	0	A&H
A2	1+	0	4+	3+	0	0	0	4+	0	A&H
A3	2+/mf	0	2+/mf	3+	0	+	0	4+	0	A&H
Am	0/w+	0	0/w+	4+	0	0	0	4+	0	A&H
Ax	0/w+	0	+/2+	4+	0	+	0/+	4+	0	A&H
Acl	0	0	0	4+	0	2+	0	4+	0	H
B	0	4+	4+	2+		4+	3+	0	0	B&H
B3	0	2+/mf	2+/mf	4+		4+	3+	0	0	B&H
Bm	0	0/w+	0/w+	4+		4+	3+	0	0	B&H
Bx	0	0/w+	w+/2+	4+		4+	3+	w+	0	H
O	0	0	0	4+		4+	4+	4+	0	H
Oh	0	0	0	0		4+	4+	4+	0	—

注：4+ 表示凝集强度递增；w+ 表示弱凝集；mf 表示混合外观凝集；0 表示无凝集

【注意事项】

（1）随着单克隆 ABO 定型试剂取代人源定型血清，可能难以按这些血清学反应特征对一些 ABO 亚型的抗原进行鉴别定型。

（2）当常规血清学鉴定出现困难时，可以采用分子生物学方法如 PCR-RFLP、PCR-SSCP 等鉴定。

三、RhD 血型鉴定

【实验原理】

（1）单克隆混合试剂检测法：用 RhD 定型混合试剂，即单克隆抗体 IgM+IgG 型对红细胞上 RhD 抗原进行鉴定。

（2）酶介质检测法：酶介质可破坏红细胞表面的唾液酸，从而降低红细胞表面负电荷，减少红细胞间的静电排斥力，使细胞间的距离缩小，有利于 IgG 类特异性血型抗体与红细胞上的 RhD 抗原反应，形成肉眼可见的凝集。

【标本、试剂与器材】

（1）标本：2%～5%抗凝或不抗凝待检红细胞生理盐水悬液。

（2）试剂：单克隆抗 D（IgM+IgG 型）混合血清试剂、IgG 型抗 D 血清试剂、1%木瓜酶（或菠萝酶）溶液、5% RhD 阳性和阴性红细胞生理盐水悬液等。

（3）器材：滴管、试管、离心机、显微镜、37℃水浴箱等。

【操作步骤】

1.单克隆混合试剂（IgM+IgG 型）试管法

（1）用 3 支试管，分别标记为待检样本管、阳性对照管和阴性对照管，各管加入 1 滴抗 D（IgM+IgG 型）混合试剂。

（2）各管分别加入 1 滴 2%～5%的待检者红细胞悬液、5% RhD 阳性的红细胞悬液和 5% RhD 阴性的红细胞悬液。

（3）混匀，（900～1000）×g，离心 15～30s（或按照试剂厂家的要求进行）。

（4）轻轻振摇试管，肉眼或镜检观察红细胞有无凝集现象。

2.直接酶介质法（IgG 型）

（1）取 3 支试管，标记为待检样本管、阳性对照管和阴性对照管。

（2）加样方法如表 3-5 所示。

表 3-5　直接酶介质法（lgG 型）加样方法

	5% 待检者红细胞悬液（滴）	5% RhD 阳性红细胞悬液（滴）	5% RhD 阴性红细胞悬液（滴）	lgG 型抗 D 血清（滴）	1% 木瓜酶液（滴）
待检样本管	1			1	2
阳性对照管		1		1	2
阴性对照管			1	1	2

（3）混匀，37℃水浴 30min，1000×g，离心 15s。

（4）轻轻摇动试管，观察红细胞凝集情况。

【结果判断】

阴性对照管无凝集，阳性对照管有凝集，若待检样本管出现凝集则为 RhD 阳性，反之为阴性。

【方法评价与注意事项】

（1）Rh 血型系统的抗体多由后天免疫刺激（输血或妊娠）产生，故一般无须做反定型试验。

（2）Rh 定型主要鉴定 D 抗原，定型时应按抗 D 血清试剂的使用说明进行，并必须有严格的对照试验，包括抗原的阴、阳性对照以及试剂对照试验。

（3）导致 Rh 血型鉴定出现假阳性的可能原因：

①待检细胞已被致敏，或标本血清中含有其他引起红细胞凝集的因素。

②待检细胞与抗血清孵育的时间过长，或定型试剂的蛋白含量过高，会引起缗钱状形成。

③标本抗凝不当，待检过程中出现凝血或出现小的纤维蛋白凝块。

④定型血清中含有事先未被检测的其他特异性抗体。

⑤多凝集细胞的存在。

⑥检测用的器材或抗血清被污染。

（4）导致 Rh 血型鉴定可能出现假阴性的原因：

①待检细胞悬液浓度过高，与定型血清比例失调。

②漏加或错加定型血清。

③定型血清的使用方法错误，没有按说明书进行。

④离心后重悬细胞扣时，摇动用力过度，微弱的凝集被摇散。

⑤定型血清保存不当导致失效。

⑥某些弱D抗原需通过抗球蛋白试验、吸收放散试验或基因分型等技术才能检出。

四、微柱法 ABO、Rh 血型鉴定

【检验原理】

本试验采用层析原理,即在微柱凝胶介质中,红细胞抗原与相应抗体结合,形成红细胞免疫复合物，在一定离心力下，该复合物不能通过凝胶间隙而浮于胶表面或悬于胶中；如无相应抗体结合，则不能形成红细胞免疫复合物，在一定离心力下，分散的红细胞可以通过凝胶间隙沉于微柱腔底部。

【主要组成成分】

本品系并排6支微柱型管中充填葡聚糖凝胶的聚丙烯塑料透明卡片，从左向右顺序第1支至第3支微管凝胶中分别充填抗A、抗B、抗D单克隆抗体IgM试剂，称之为特异性胶，检测人红细胞ABO、Rh（D）抗原。第4支至第6支微管中只有凝胶，称之为中性胶，第4支微管作为阴性对照管，第5支和第6支微管作为ABO血型反定型管。

【储存条件及有效期】

18~25℃避光保存。有效期自组装合格之日起12个月。

【样本要求】

（1）标本采集：采集被检对象静脉血，将该同一人血液分别制备成红细胞标本和血清标本。

（2）红细胞标本的制备：配制成0.5%~0.8%红细胞悬液。

（3）血清标本的制备：将被检者静脉血采入含兔脑粉或其他促凝剂的试管中，10min后离心，2000r/min，离心10min，取上清；或者将被检者静脉血采入无抗凝剂试管中，4℃放置12h，或37℃放置2h后离心，2000r/min，离

心 10min，取上清。该上清不得有絮状物或沉淀。

标本必须充分去纤维蛋白，否则血清标本中析出的或红细胞悬液中残余的纤维蛋白可阻碍红细胞沉降，使非凝集细胞离心后在凝胶表面形成一条红线，呈假阳性反应。

①将微柱凝胶试剂卡的 6 支凝胶微管标号。

②将待检者 0.5%～0.8%红细胞悬液分别加入第 1 至第 4 支微管中，每管 50μL。

③将待检者血清分别加入第 5 支和第 6 支微管中，每管 50μL。

④将已知 A 型和 B 型红细胞 0.5%～0.8%浓度悬液分别加入第 5 和第 6 支微管中，每管 50μL。

⑤即刻使用专用离心机离心 5min；900r/min，离心 2min；1500r/min，离心 3min，取出肉眼判定结果。

【检验结果的解释】

（1）阳性结果：红细胞抗原与相应抗体在微柱凝胶中形成的特异性抗原抗体复合物浮在凝胶表面或胶中，为阳性反应。

（2）反应强度：特异性红细胞抗原抗体复合物位于胶表面，为强阳性反应；复合物在胶中为弱阳性反应；愈靠近胶底部颗粒愈小，反应愈弱。

（3）阴性结果：被检红细胞抗原无相应的抗体结合，不出现特异性抗原抗体复合物，红细胞沉于微柱凝胶的底部。

检验结果及血型判定如表 3-6 所示。

表 3-6　血型判定

血型		抗 A	抗 B	抗 D	阴性对照	A 细胞	B 细胞
D 阳性	A	+	−	+	−	+	−
	B	−	+	+	−	+	−
	O	−	−	+	−	+	+
	AB	+	+	+	−	−	−
D 阴性	A	+	−	−	−	−	+
	B	−	+	−	−	+	−
	O	−	−	−	−	+	+
	AB	+	+	−	−	−	−

【检验方法的局限性】

（1）上腔部分或封口处有气泡或液滴的卡，必须在使用前离心。

（2）浓度过高或过低的红细胞悬液会引起异常结果。

（3）对于 RhD 阴性结果的样本，应按有关规定做进一步的确认，必要时送血型参比实验室进行确认试验。

【产品性能指标】

抗 A 效价≥128，抗 B 效价≥128，抗 D 效价≥64；将已知抗原的细胞加入微柱凝胶中，凝胶中的抗体与含有相应抗原的细胞呈阳性反应，与没有相应抗原的细胞呈阴性反应；微柱中抗体与含有相应抗原的红细胞凝集强度≥3+。

【注意事项】

（1）为了便于鉴别，抗 A 微管略呈蓝色，抗 B 微管略呈黄色，抗 D 微管略呈灰色，其他 3 个中性胶微管为白色。

（2）红细胞标本一定不能被细菌污染，否则可能出现假阳性反应。尽可能应用当日采集的新鲜血做本试验。如不得不用过夜血或陈旧血，则必须首先用该标本做阴性对照试验，以确定该标本是否可以做本试验。

（3）如在微柱凝胶管中出现溶血现象，强烈提示为红细胞抗原抗体阳性反应，也不排除其他原因所致溶血，故对此标本一定要认真分析，并向上级主管技术人员报告并讨论。

第四节　交叉配血试验

一、概述

（一）要求和内容

交叉配血主要是检查受血者血清中有无破坏供血者红细胞的抗体，使受血者与供血者的血液间没有可测的不相配合的抗原、抗体成分。交叉配血的要求是在任何步骤均不出现溶血或同种凝集的结果时，方可将供者的血液成分输给受血者。

完整的交叉配血试验应包括：

（1）复查收到的受血者血样的 ABO、Rh 血型以及抗体筛查的结果。

（2）查阅受血者以前的血型检查记录，如与此次结果不符，应及时分析原因。

（3）选择预先进行血型检查的合格献血者做交叉配血试验。

交叉配血试验包括下述几项。

1.主侧配备

受血者血清与供者红细胞反应,检测受血者体内是否存在针对受血者红细胞的抗体。

2.次侧配血

受血者红细胞与供者血清反应,检测供者血液中是否存在针对受血者红细胞的抗体。

3.自身对照

受血者红细胞与自身血清反应,以排除自身抗体、直接抗球蛋白试验阳性及红细胞缗钱状假凝集等干扰试验结果判读因素。

交叉配血反应体系均应在 37℃ 孵育，使用能检出不完全抗体的配血方法进行交叉配血。除了使用盐水介质法外，还应使用能检出其他血型系统抗体的方法，如：抗球蛋白试验、酶技术、聚凝胺法、微柱凝卡式检测法、白蛋白介质、低离子强度介质或其他合适的促凝等方法。

（二）交叉配血试验结果解释及处理方案

1.抗体筛查阴性，交叉配血相容

绝大部分标本抗体筛查阴性，交叉配血也是相容的，但抗体筛查试验阴性也不能保证血清中就不含有临床意义的抗体。

2.抗体筛查阴性，主侧交叉配合试验阳性

（1）抗体筛查型：受血者或供血者的 ABO、Rh 定型试验不正确。

（2）主侧凝集类 B 抗原：通过复查血型以及唾液血型物质鉴定出其正确

血型，再选择合适的血液再次进行交叉配合试验。

（3）血清中可能含有一种 ABO 抗体，必要时可以做 ABO 亚型鉴定。

（4）受血者血清中含有同种抗体，但筛查红细胞上无此抗原存在，可将受血者的血样标本与多个供血者的血样标本进行配合试验，直到找到无相应抗原的供者血液。

3.抗体筛查试验阳性，主侧交叉配合试验阳性

（1）自身对照试验阴性：受血者体内有同种不规则抗体，可采取下列办法。①对受血者血清做抗体特异性鉴定，对供血者血液标本做抗原鉴定，选择抗原阴性的血液重新做交叉配合试验；②如果抗体特异性无法确定，应选择交叉配血试验阴性的血液发出。

（2）自身对照试验阳性：受血者血清内可能有自身抗体或同时存在不规则抗体。自身抗体导致的配血不合是比较复杂的，受血者血清中有非特异性的自身抗体，红细胞也常被抗体或补体成分致敏，导致主、次侧均不合。

（三）交叉配血试验的影响因素

在交叉配血试验中，可能会出现某些问题，特举例如下。

（1）缗钱状形成：被检血清在室温和 37℃中，红细胞出现了缗钱状假凝集，造成配血结果误判。常见于巨球蛋白血症、多发性骨髓瘤、霍奇金病，以及其他表现为血沉加速的一些病例。

（2）在室温条件下，配血结果阳性，说明受血者血液中可能存在自身抗体或 IgM 类同种抗体。

（3）出现抗体筛查试验阴性和交叉配血结果阳性的现象，提示受血者血清中可能存在未检明的抗体。

（4）直接抗球蛋白试验阳性，显示受血者或供血者有自身抗体。

（5）蒸馏水中某些离子干扰，造成不正确的结果。

（6）孵育温度不准确，造成错误结果。

（7）在交叉配血试验操作过程中，应用离心力不当，造成了假阴性和假阳性。

（8）在被检血清中如含有溶血性抗体，则具有相应抗原的红细胞被溶解而不是凝集，此种情况下交叉配血结果应为阳性。如果血清中存在补体而导致溶血反应，血清应灭活后再做试验。

（9）红细胞不正确的洗涤和悬浮，使抗球蛋白试验出现假阴性。

（四）试验结果的规范化报告

血库人员在收到输血申请单后，依据申请单进行交叉配血试验。用血申请单至少应包含以下信息：申请日期、需要血液的日期和时间、患者姓名、出生日期、性别、住院号、病房号、临时诊断、要求输血的原因、要求的血液制品的种类及数量、申请的紧急性、申请人的姓名和签字。

在每一张发血单上，均应写清楚受血者姓名、性别、病案号、ABO 及 Rh 血型、供血者编号及血型、交叉配血试验结果、发出血液品种及血量、发血日期及时间，以及配血者、发血者和取血者姓名。双方核对输血申请单、血液标签和血液外观等，准确无误后才可将血液发出。

总之，输血前检查试验是一项具有高度科学性和责任性的工作，输血科人员需要熟练掌握并能灵活应用血清学试验的原理和技术，对于试验结果能够全面而细致入微地观察和分析，准确地出具报告，才能使输血前检查工作成为受血者安全输血治疗的保障。

二、盐水介质试验技术

盐水介质试验技术的本质是凝集反应，具有凝集反应的特点。在盐水介质中，红细胞表面抗原和抗体会出现肉眼可见的凝集，属于直接凝集试验。盐水介质试验技术用于检测红细胞抗原和（或）抗体。红细胞悬浮于盐水介质中，可直接与试剂血清或患者血清反应，主要用于 IgM 类抗体的检测，而不能检出 IgG 类抗体。

盐水介质试验技术常用于血型鉴定、血清中 IgM 类抗体的筛查和鉴定、盐水介质的交叉配血等。

（一）基本方法

根据试验载体不同，主要有 3 种方法：平板法、试管法、微孔板法。

1.平板法

根据试验所用耗材不同，分玻片、纸板、陶瓷板、搪瓷板法等，为定性试验。

应用范围：常规 ABO 血型和 RhD 抗原定型。

以玻片法为例，一般用已知抗体作为试剂血清，已知抗原作为试剂细胞，被检标本（红细胞悬液或血清）与试剂各加 1 滴在做好标记的玻片上，混匀并轻摇玻片，2min 内用肉眼或低倍显微镜观察结果。由于玻片法所加的液体量较少，如果室温较高时易发生干涸，观察结果时间可少于 2min。若玻片法结果可疑时，应采用试管法重做试验。

此方法容易掌握，操作简便、快速，但工作环境和工作人员易被污染。如果未采用一次性耗材，清洗不彻底时会出现假阳性或假阴性结果。

2.试管法

为定性试验方法，也可用于半定量试验，如测定抗体效价。

试管法是输血前检查最常用的试验方法。可以根据试验设计加入不同的试剂量或被检标本量；也可根据温度设置，将试管放在不同的温度环境中进行抗原抗体反应；还可将试验过程中的标本进行洗涤操作等。其特点是操作简便、快速，方法易于掌握，结果准确、可靠。

在标记好的试管中加入血清和红细胞悬液，应按照试剂要求观察结果，或离心 30s（3000×g），或静置 30min 观察结果。

3.微孔板法

为定性试验方法。加样与观察结果参考试管法。

（二）结果判读

1.阳性结果

红细胞出现凝集反应或溶血是阳性结果。

2.阴性结果

红细胞呈游离的混悬状态是阴性结果。

3.溶血

为阳性结果，与血液凝集具有同样重要的临床意义。有些血型抗体与红细胞表面相应抗原反应后，能够激活补体，引起红细胞溶解。具有这种性质的抗体称为溶血素。当补体不存在时，这些抗体往往凝集或致敏具有特异性抗原的红细胞。血型抗体中具有溶血作用的有抗-A，抗-B，抗-A、B，抗-I，抗-i 等。

4.凝集强度判定（如表 3-7 所示）

表 3-7　凝集反应判定标准

反应强度	现　象
++++	一个大凝集块，背景清晰，无游离红细胞
+++	数个较大凝集块，背景清晰几乎无游离红细胞
++	凝集块较小，背景稍浑浊，游离红细胞较少
+	细小凝集块，背景浑浊，游离红细胞较多
±（weak+）	肉眼观察呈"粗颗粒"样，镜下可见细小凝集团
−	肉眼及光镜下红细胞呈游离状态，无凝集

（三）注意事项

（1）观察结果后应立即做好试验记录。

如果做 ABO 血型鉴定，试验温度不要高于室温；如果做交叉配血试验，应注意室温控制在（22±2）℃，防止冷抗体引起凝集反应。

（2）要在光线良好的背景下观察凝集反应。

（3）因溶血和血液凝集都是阳性结果，所以观察结果首先看有无溶血，再看红细胞是否凝集；进行配血试验时试管中发生溶血现象是配血不合，表明有抗原抗体反应，同时还有补体参与，必须高度重视。

（4）严格按照试剂说明书进行试验操作。

三、酶处理试验技术

红细胞膜表面唾液酸所带负电荷,能够使红细胞相互排斥,保持悬浮状态。因 IgG 抗体分子的跨度小于正常情况下红细胞间的距离,IgG 抗体与红细胞抗原结合后,不足以把红细胞拉在一起而引起可见的凝集。某些蛋白水解酶,可以破坏红细胞表面的唾液酸结构,从而减少了负电荷的数量,缩短红细胞间的距离,促进某些抗原抗体反应。

酶技术对 Rh、Kidd 血型系统的检出效果最好,但对 M、N、S、s、Fy^a、Fy^b 等抗原的破坏较为显著。酶还可能改变细胞悬液的物理性质,导致红细胞的非免疫性聚集。

目前常用的酶有:木瓜蛋白酶、菠萝蛋白酶、无花果蛋白酶、胰蛋白酶、胰凝乳蛋白酶、链酶白酶等,日常工作使用木瓜蛋白酶和菠萝蛋白酶较多。

（一）试验原理

主要是应用蛋白水解酶,使其作用于红细胞表面的多糖链上,切断带有负电荷的羧基基团的唾液酸,从而减少红细胞表面负电荷,降低 Zeta 电位,缩短红细胞之间的距离。增强 IgG 抗体对红细胞的凝集。

酶处理试验技术尚可用于增强红细胞对抗体的吸附能力,与二硫苏糖醇（DTT）结合使用,可去除包被在红细胞上的自身抗体,也可使包被在红细胞上的补体成分 C3b 和 C4b 转化成 C3d 和 C4d。因此,酶处理试验技术可用于不同的血清学试验。

（二）酶试验技术的分类

酶试验技术分类为一步法和二步法。

在血清和红细胞反应体系中直接加入酶液促进血清中抗体与相应红细胞反应,引起特异性凝集,称之为一步法。一步法操作简便,但敏感性较二步法差。

先用酶液孵育红细胞后,洗涤去净酶液,增强红细胞抗原性,再加入血清使不完全抗体与之发生反应，出现特异性凝集，称之为二步法。二步法操作步骤多，较为复杂，但敏感性强。

（三）结果判读

（1）阳性对照管凝集，阴性对照管不凝集，被检管出现凝集为阳性，不出现凝集判定为阴性。

（2）阳性对照管不凝集和（或）阴性对照管出现凝集，表示试验失败。应分析原因，重新试验。

（四）影响因素

（1）每批酶试剂的重要条件要标准化，否则会影响检测结果。

（2）酶试剂易失效，每批试剂要分装冻存，融化后一次使用。

（3）酶试剂的量应按照试验要求加入，量过少可能导致假阴性，量过多会导致红细胞自发凝集而产生假阳性。

（4）在酶的消化作用下，红细胞表面的唾液发生变化，负电荷减少，使红细胞间的距离缩短，加强了某些血型系统的凝集强度；对有些抗原系统破坏较轻，但不影响凝集强度；对某些抗原的破坏性比较大，如 M、N、S、s、Fy^a、Fy^b，不宜用酶法检测。因此选择酶技术时，要考虑可能造成的漏检。

四、抗球蛋白试验技术

抗球蛋白试验是由 Robin Coombs 等于 1945 年发明的经典血清学试验方法，又称为 Coombs 试验，主要用于检测 IgG、IgA 等抗体参与的抗原-抗体反应，也可测定补体组分 C3、C4 片段参与的免疫反应。

常用的有直接抗球蛋白试验和间接抗球蛋白试验。

（一）基本原理

抗球蛋白试验主要用于检测血清中的不完全抗体和（或）补体。大部分 IgG 抗体与具有相应抗原的红细胞在盐水介质中能够特异性结合，但不发生肉眼可见的凝集反应，该类性质抗体为不完全抗体。不完全抗体主要是 IgG 类，IgG 免疫球蛋白为 7s 的单体结构，分子量小。由于不完全抗体只能与一方红细胞抗原决定簇结合，不能同时与双方红细胞抗原决定簇结合，所以在盐水介质中，不完全抗体只能致敏红细胞，而不能使红细胞出现可见的凝集反应。加入抗球蛋白试剂后，抗球蛋白分子的 Fab 片段与包被在红细胞上的球蛋白分子的 Fc 片段结合，从而通过抗球蛋白分子的搭桥作用而产生红细胞凝集，未被抗体致敏的红细胞不会发生凝集，因此采用此种方法能够检测出血清中是否存在不完全抗体。

有些不完全抗体只有在补体同时存在时，才能出现抗球蛋白试验阳性反应，例如一些 Duffy 抗体不需要补体存在就能出现凝集反应，而另一些 Duffy 抗体只有在补体存在时才能出现凝集反应。

（二）抗球蛋白试验的分类和应用

免疫血液学工作使用的抗球蛋白试验有直接和间接两种方法。直接抗球蛋白试验（Direct Antiglobulin Test，DAT）用于检测在患者体内致敏红细胞的不完全抗体和（或）补体。间接抗球蛋白试验（Indirect Antiglobulin Test，IAT）是检测血清中的不完全抗体，即在体外将人血清与红细胞致敏，再与抗球蛋白试剂反应。

直接抗球蛋白试验在临床上主要应用于：胎母血型不合新生儿溶血病（HDN）的诊断、免疫溶血性输血反应的调查、自身免疫性溶血性贫血（Autoimmune Hemolytic Anemia，AIHA）的诊断、药物诱发型溶血病的诊断。

间接抗球蛋白试验主要应用于：交叉配血及血型鉴定、器官移植、妊娠所致免疫性血型抗体以及自身免疫性抗体的检出和鉴定、检查用其他方法不能查明的红细胞抗原、白细胞和血小板抗体试验。

（三）抗球蛋白试剂

抗球蛋白试剂主要有多特异性抗球蛋白试剂和单特异性抗球蛋白试剂，多特异性抗球蛋白试剂主要含有抗 IgG 和抗补体 C3d 成分，也可能含有抗-C3b、抗-C4b、和抗-C4b，以及抗 LgA、和抗 LgM 分子重链的成分。单特异性抗球蛋白试剂主要含有某一种抗球蛋白成分，例如抗-IgG、抗-IgA、抗-IgM、抗-C3d 等，进行试验时应仔细阅读试剂使用说明书。

（四）直接抗球蛋白试验

患者体内若有与自身红细胞抗原不相合的不完全抗体存在，可与红细胞结合形成抗原抗体复合物。但因不完全抗体分子量小，不能有效地连接红细胞，仅使红细胞处于致敏状态，加入抗球蛋白试剂，与红细胞上吸附的不完全抗体结合，在致敏红细胞之间搭桥，出现肉眼可见的凝集。

【样本采集】

采集被检对象静脉血，用 EDTA 抗凝，配制红细胞生理盐水悬液，红细胞最终浓度 0.5%～0.8%。

【检验方法】

（1）将微柱凝胶试剂卡的微管做好标记。

（2）将各待检者红细胞用生理盐水洗涤后配成 0.5%～0.8%红细胞悬液。

（3）阴性对照红细胞：将健康男性 O 型红细胞配成 0.5%～0.8%红细胞悬液。

（4）将各待检查者 0.5%～0.8%红细胞悬液 50μL 加入 1—5 号管中，阴性对照红细胞 50μL 加入 6 号管中。

（5）即刻使用专用离心机离心 5min，900r/min，离心 3min，取出，肉眼判定结果。

（五）间接抗球蛋白试验

用已知抗原的红细胞检测受检者血清中相应的不完全抗体，或用已知的不完全抗体检测受检者红细胞上相应的抗原。在 37℃条件下孵育，若被检血清或红细胞有对应的不完全抗体结合，出现肉眼可见凝集。

【样本采集】

采集静脉血，放入含兔脑粉或其他促凝剂的试管中，10min 后离心，取上清；或者静脉血采入无抗凝剂试管中，4℃放置 12h，或 37℃放置 2h 后离心，2000r/min，离心 10min，取上清。该上清不得有絮状物或沉淀。

血清标本必须充分去纤维蛋白，否则标本中析出的或红细胞悬液中残余的纤维蛋白可阻碍红细胞沉降，使非凝集细胞离心后在凝胶表面形成一条红线，呈假阳性反应。

【检验方法】

（1）将微柱凝胶试剂卡的微管做好标记。

（2）将 0.5%～0.8%标准 O 型红细胞（取自健康成年男性）悬液分别加入 1—6 号管中，每管 50μL。

（3）阴性对照血清：取自健康男性 AB 型血清。

（4）将各待检血清 50μL 加入 1—5 号管中，阴性对照血清 50μL。

（5）加样后的试剂卡，置 37℃孵育器中 15min。

（6）即刻使用专用离心机离心 5min，900r/min，离心 2min，1500r/min，离心 3min，取出，肉眼判定结果。

【检验结果的解释】

（1）6 号管应呈阴性结果，若阳性结果，重新离心一遍，如仍为阳性结果，应重复该试验或考虑凝胶分离柱可能存在质量问题。

（2）6 号管阴性结果成立时。

①直接抗人球蛋白试验：

a.1—5 号管中呈阴性结果的，表明红细胞标本在体内未被 IgG 致敏；

b.1—5 号管中呈阳性结果的，表明红细胞标本在体内已被 IgG 致敏。

②间接抗人球蛋白试验；

a.1—5 号管呈阴性结果，表明被检血清中不含有该标准 O 型红细胞（或其他待检红细胞标本）抗原特异性的 IgG 类不完全抗体；

b.1—5 号管呈阳性结果，表明被检血清中含有该标准 O 型红细胞（或其他待检红细胞标本）抗原特异性的 IgG 类不完全抗体。

【检验方法的局限性】

（1）上腔部分或封口处有气泡或液滴的卡，必须在使用前离心。

（2）浓度过高或过低的红细胞悬液会引起异常结果。

【产品性能指标】

抗人球蛋白抗体效价≥32。

【注意事项】

（1）应用直接抗人球蛋白微柱凝胶免疫试验检测患者红细胞时，一定要用适量乙二胺四乙酸（EDTA）的试管采血液标本，该标本不能放入4～10℃冰箱保存，以避免红细胞在患者体外致敏所致假阳性反应。

（2）红细胞标本一定不能被细菌污染，否则会出现假阳性反应。尽可能应用当日采集的新鲜血做本试验。如不得不用过夜血或陈旧血，则必须首先用该标本做阴性对照试验，以确定该标本是否可以做本试验。

（3）如在微柱凝胶管中出现溶血现象，强烈提示为红细胞抗原体阳性反应，也不排除其他原因所致溶血，故对此标本一定要认真分析，并向上级主管技术人员报告并讨论其原因。

（六）抗球蛋白实验的影响因素

1.抗体亲和力

亲和力常数决定了红细胞抗原体复合物形成和解离为平衡时结合在红细胞膜上抗体的量，亲和力常数越高，抗原抗体反应致敏阶段的抗体水平越高。对实验室的具体试验来说，其条件设计是在平衡状态下，要求和细胞结合的抗体量最大，以利于抗原和抗体的检测。

2.孵育时间和温度

IgG抗体最适合反应温度是37℃，补体致敏的最适温度也是37℃。温度如果较低，特异性抗体结合到红细胞抗原的量将减少；温度过高时，红细胞抗原和抗体会变性，受到损害。红细胞悬浮于生理盐水中，37℃孵育30～60min，能检出多数临床上的重要抗体。

3.离子强度

悬浮红细胞的溶液可以是生理盐水、低离子强度溶液、白蛋白或血清。如果红细胞悬浮在单纯的低离子强度溶液中，将增强抗体的结合作用，孵育时间将缩短到 15～30min。

4.抗原、抗体比例

通常情况下，增加抗体量可增强反应系的敏感度。在红细胞血清试验中，常用的比例是 2 滴血清对 1 滴 2%～5% 的红细胞悬液。如果加大血清量到原血清量的 10 倍，可以发现在标准试验条件下未检测出的抗体。特别是检查溶血性输血反应时，可以试用此方法。

5.洗涤

为使结合到红细胞上的抗体不因洗涤而损失，要尽可能缩短洗涤时间。血清中的 IgG 能够中和抗球蛋白试剂，导致试验出现假阴性，所以应尽量去除血清，降低未结合的免疫球蛋白浓度。每次洗涤要尽可能完全倒掉盐水，每次加盐水要充分悬起红细胞，最好用急流方式加盐水。洗完红细胞后，应立即加入抗球蛋白试剂血清，因为结合在红细胞上的 IgG 会抑制抗球蛋白试剂血清的活性。

6.体外补体致敏

在直接抗人球蛋白试验的判读中，C_3 阳性往往并不代表患者体内的情况，C_3 成分可以因血样采集和保存因素的影响而致敏在红细胞上。常见的过程是血液采集后置于较冷的环境中，血液中的冷抗体结合在红细胞上，导致补体系统激活，使红细胞表面存在 C_3 成分。要尽量避免这种情况发生，最有效的方法是将血液标本直接采集到 EDTA（乙二胺四乙二酸）抗凝管中，足量的 EDTA 可以完全地螯合血液中的 Ca^{2+}，从而阻断补体系统活化过程。

7.红细胞自身凝集

少部分患者红细胞有自身凝集倾向，例如患者体内存在常温下具有活性的冷抗体时，红细胞经过洗涤后仍可能在离心后出现凝集。为避免自身凝集造成抗球蛋白试验出现假阳性结果，需要在试验中加入盐水对照试验，即将患者红细胞经充分洗涤后直接离心观察结果，如果盐水对照试验出现阳性，则直接抗人球蛋白试验不可能得出可靠结果。

五、聚凝胺介质试验技术

聚凝胺试验技术是一种快速、简便检测红细胞不完全抗体的方法，可用来检测 IgG 抗体。多数 IgG 类抗体能够被检出，但 IgG 的抗-K 抗体除外。对于中国汉族人群来说，到目前为止尚未发现 K 抗原阳性者，因此也未检出抗-K 抗体，所以采用此方法进行输血前检查相对安全。此法较之盐水法在灵敏度上有了很大的提高，但其根本还是一种非特异性促凝手段，仍不能完全使灵敏度达到最理想的临床应用水平。

（一）试验原理

聚凝胺是一种由 4 个胺聚合而成的高阳离子聚合物，在溶液中有多个阳离子集团，能够中和红细胞表面的负电荷，从而缩短红细胞间的正常距离，使正常红细胞形成可逆的非特异性聚集，同时也使 IgG 类抗体直接凝集红细胞。加入枸橼酸重悬液（中和液）后，仅由聚凝胺引起的非特异性聚集会因电荷中和而消失，而由抗体介导的特异性凝集则不会消失，呈现出肉眼可见的凝集现象。

（二）适用范围

适用于血型鉴定、抗体筛查及交叉配血试验。

（三）结果分析和判定

（1）阳性对照管凝集不消失，阴性对照管凝集消失，被检管凝集不消失判定为阳性，凝集消失判定为阴性。

（2）阳性对照管凝集消失和（或）阴性对照管出现凝集不消失，则试验失败，应分析原因重新试验。

（四）凝聚胺试验技术试验特点

（1）灵敏：灵敏度比抗球蛋白方法高 1～20 倍。

（2）速度快：试验时间仅用 5min 左右。

（3）准确：准确度高于酶试验。

（4）操作要求高。

（五）凝聚胺技术抗体筛查和交叉配血试验结果分析

（1）抗体筛查试验与交叉配血试验结果均为阴性：表明受血者血清中无同种抗体，与供血者血液配合。

（2）抗体筛查试验与交叉配血试验结果均为阳性：表明受血者血清中有同种抗体，且与此供血者血液不配合。如果血清中存在同种异体抗体，该抗体筛查和交叉配血就可能是阳性，只要血清中存在同种异体抗体，就应该选择抗原阴性红细胞输血。建议对受血者血清做抗体鉴定试验，再与相配合的供血者做交叉配血试验。

（3）抗体筛查试验阴性，交叉配血试验阳性：表明受血者血清中有稀有的同种抗体与此供血者血液不配合，建议对受血者血清做抗体鉴定试验，再与相配合的供血者做交叉配血试验；抗体筛查试验阳性，交叉配血试验阴性，表明受血者血清中有同种抗体，但与供血者血液配合，建议对受血者血清做抗体鉴定试验。

（六）注意事项

（1）不能使用含枸橼酸钠和肝素抗凝标本。

（2）按比例加样，观察非特异性凝集，60s内观察结果。

（3）对冷凝集有加强作用，有冷凝集配血最好不用。

（4）聚凝胺只能使正常红细胞发生凝集，对缺乏唾液酸的细胞（如T及Tn细胞）无作用。

（5）用聚凝胺试验技术交叉配血，出现不配合时，要用抗球蛋白试验重复。结果不一致时，以抗球蛋白试验结果为准。

（6）一般应使用非抗凝血清做试验，若使用血浆做试验，抗凝剂过量将中和部分聚凝胺。

（7）试验操作人员应熟悉试剂使用说明书，并严格按有关说明进行操作。

（8）本方法对 KeⅡ系统检测不理想。

六、凝胶微柱试验技术

凝胶微柱试验（Gel Microcolumn Assay，GMA）是一种红细胞抗原与相应抗体在凝胶介质中发生的凝集反应。该试验于 1984 年由法国的 Dr.Yves Lapierre 首先发明，经过不断的临床研究与改进，目前该项试验技术已有了进一步的发展与完善。

（一）试验原理

凝胶微柱试验的本质是凝集反应，在凝胶介质中，红细胞抗原与相应抗体结合，经低速离心，未与抗体结合的红细胞沉于凝胶底部，而与抗体结合或凝集的红细胞，位于凝胶上部或悬浮于凝胶中。

特定配比的葡聚糖凝胶分装于特制的凝胶柱中，制备成微柱凝胶卡。凝胶柱的上层为"反应池"（抗原抗体反应区），柱的下层为"分离池"。在一定的离心力作用下，未凝集的游离红细胞因体积小而能通过凝胶层，沉淀于底部，形成"细胞扣"，即是阴性反应，凝集的红细胞因体积大被凝胶阻滞不能通过凝胶层，留于凝胶介质的顶部或介质的中间，即是阳性反应。

根据试验目的的不同，凝胶微柱试验技术分为 3 类：中性胶（不含抗体，相当于试管的作用）、特异性胶（含特异性抗体，如抗-A、抗-B，可进行 AB 抗原检测）、抗球蛋白胶（含抗球蛋白，可进行 IgG 类抗体的检测），分别用于不同的血型血清学试验。

在凝胶微柱介质中含有抗人球蛋白试剂，称之为微柱凝胶抗人球蛋白试剂，含有抗球蛋白试剂的凝胶微柱，可进行抗球蛋白试验。虽然传统的抗球蛋白试验理论明确、结果可靠，但试验步骤烦琐，多次洗涤过程中，有诸多因素影响试验结果，加之试验时间较长，不能常规应用于血清学实验室工作。相比之下，凝胶微柱技术比传统试验方法具有缩短试验时间、结果观察客观、易于保存等优点。

（二）结果分析与判定

（1）若红细胞沉淀在凝胶柱管底，判读为阴性。

（2）若红细胞沉淀在凝胶柱中部或凝胶之上，判读为阳性。

（三）凝胶微柱试验及应用

1.间接抗球蛋白试验

间接抗球蛋白试验可用于交叉配血和红细胞同种抗体筛选等。

2.ABO 血型定型

可单纯做正定型，也可同时做正、反定型。

3.其他血型系统抗原检测

如 Rh 其他（CcEe）定型。

（四）注意事项

（1）操作人员应先向反应腔内加入红细胞，再加入被检血清或试剂。

（2）凝胶微柱试验如果抗原抗体反应时间较短，有可能难于鉴别或漏检某些 ABO 亚型抗原；凝胶微柱试验技术不适合于直接抗球蛋白试验阳性的红细胞样本，也不适合于酶处理的红细胞样本的检测工作。

（五）凝胶微柱试验技术的特征及优点

1.简便

同试管（玻片）盐水凝集试验一样简单、方便，不需要洗涤，对阴性结果不需要确证试验，适用于大量标本检测，解决了抗球蛋白试验因为程序复杂费时而未能在临床常规应用的问题。多份标本一次离心出结果，有利于临床大量标本的检测。单份标本多项指标一次离心出结果，简化了试验程序。

2.准确

结果清晰明确，可重复性强。将凝集结果从传统显微镜下的平面识别模式转换到卡式立体肉眼判断，避免经验不足对结果判断的影响。

3.敏感

该方法对临床标本血型检测的敏感性恰到好处。

4.结果保存时间长

在室温条件下，试验结果即标本原始反应格局一般可保存数天甚至数周。

5.标本用量少

该方法的标本用量为试管法的 1/10～1/5，尤其有利于新生儿及某些特殊血液病标本的检测。

6.标准化

凝胶微柱卡、试剂、离心机、判读仪及工作程序和结果的判定等都易于规范化、标准化。

7.安全

操作程序简便规范化，能够减少接触血液标本及病原微生物的机会，减少医源性感染。

（六）凝胶微柱试验技术可否完全取代盐水凝集试验

（1）不可能完全取代传统的盐水凝集试验：例如，凝胶微柱试验不能用于吸收放散试验，也不能用于抗体效价检测中的倍比稀释试验。

（2）不应该完全取代传统的盐水凝集试验：例如，对进行健康体检者及无偿献血者的 ABO 血型和 Rh 血型的检测，传统的试管法及玻片法凝集试验更加方便、准确、廉价。

（3）能够和应该取代传统的盐水凝集试验的临床常规血型血清学检测工作：受血者的不规则抗体筛查；医院就医患者的 ABO、Rh（D）血型的鉴定；确定供血者和受血者血型是否相容的交叉配血试验；以及应用在抗球蛋白试验检测的其他适应证，如自身免疫性溶血性贫血等免疫血清学常规检测。

第四章　临床生物化学检验

第一节　肝功能

肝功能包括以下项目：①丙氨酸氨基转移酶（ALT）；②天门冬氨酸氨基转移酶（AST）、谷丙转氨酶与谷草转氨酶比值（GPT/GOT）；③γ-谷氨酰转肽酶（GGT）；④碱性磷酸酶（ALP）；⑤总蛋白（TP）、白蛋白（ALB）、球蛋白（GLO）、白蛋白比球蛋白（A/G）；⑥总胆红素（TBIL）[1]、直接胆红素（DBIL）、间接胆红素（IBIL）；⑦总胆汁酸（TBA）；⑧胆碱酯酶（CHE）；⑨血清蛋白电泳（SPE）。

一、丙氨酸氨基转移酶

丙氨酸氨基转移酶在肝脏中的含量最高，因而在肝脏出现受损的情况下，会有大量酶释放入血，在血液中这种酶的含量会有所提升。所以，血清谷丙转氨酶可以使肝细胞的损伤情况得到准确反映，可以用来对肝疾病进行诊断。

【别名】谷丙转氨酶。

【英文缩写】GPT，ALT，SGPT。

【参考值】<40U/L。

【影响因素】

---

[1] 总胆红素检测影响因素有：①溶血、黄疸、脂血为最常见的影响因素；②含有维生素 C 的药物及食物可破坏重氮试剂，也影响胆红素的测定。

（1）溶血现象会致使丙氨酸氨基转移酶的活力提高，对于严重黄疸及浑浊血清，需要在稀释之后再进行测定。

（2）目前很多药物都会导致丙氨酸氨基转移酶的活性升高，如氯丙嗪、异烟肼、利福平、苯巴比妥以及可待因、抗肿瘤药与某些抗生素、吗啡等。

（3）中药五味子会导致丙氨酸氨基转移酶活性降低。

对于正常新生儿，其机体内的丙氨酸氨基转移酶与成年人相比要高大约 2 倍，在 3 个月后降低到正常成年人水平。

【临床意义】

（1）丙氨酸氨基转移酶在机体中存在的部位主要包括肝、肾、胰、脾、肺、心肌、骨骼肌、红细胞等有关组织细胞，并且在正常的体液中也会有一定量存在，如血浆、胆汁以及脑脊液与唾液，然而在尿液中不会存在，除非人体存在肾损伤情况。

（2）对于含有丰富的丙氨酸氨基转移酶组织细胞，在受到损伤的情况下，丙氨酸氨基转移酶在细胞中的释放数量会增加，也就导致血液中丙氨酸氨基转移酶活力提升。丙氨酸氨基转移酶活力的提升通常表现在以下几种情况。①肝胆疾病：ALT 测定在肝炎诊断、观察治疗效果及预后评估等方面都有着重要的价值。比如，在发生急性肝炎的情况下，ALT 活性会明显提升，而对于慢性肝炎、肝硬化及肝癌等症状只是轻微提升。在无黄疸及无症状肝炎的早期诊断方面，其有着很高的阳性率，并且出现的时间也比较早；在肝病发生转变的情况下，其活性也会变化，依据这一情况可以对病情及预后进行判断。如果黄疸加重及 ALT 降低的情况出现，往往都是肝坏死发生的先兆。在脂肪肝、肝脓肿及胆管炎与胆囊炎发生时也会有提升。②心血管疾病：如心肌炎、急性心肌梗死以及心力衰竭时的肝瘀血等。③其他疾病：如骨骼肌疾病、传染性单核细胞增多症以及胰腺炎、外伤与严重烧伤、休克等症状也会导致 ALT 活性升高。

【采血要求及注意事项】在空腹 12h 后取静脉血。

二、天门冬氨酸氨基转移酶

在人体心肌细胞中，这种酶有着较高的含量，因而在心肌细胞受到损伤的情况下，会有大量天门冬氨酸氨基转移酶释放到血液中，导致血清含量有所增加，所以血清天门冬氨酸氨基转移酶通常都会在心脏疾病的诊断中进行应用。

【别名】谷草转氨酶。

【英文缩写】GOT，AST，SGOT。

【参考值】＜40U/L。

【影响因素】

（1）溶血现象会造成 AST 活性提升，需要注意避免发生溶血现象。

（2）目前，很多药物都会损伤肝细胞，可能会导致 AST 含量有所提升，比如利福平、四环素、庆大霉素、红霉素、卡那霉素、氯霉素、环孢菌素、非那西丁、苯巴比妥、地西泮、口服避孕药、磺胺类药、呋喃类药等。

（3）在妊娠状态时，血清 AST 活性也可能会提升。

（4）正常新生儿机体内的 AST 活性与成年人相比高大约 2 倍，在 3 个月之后会降低到正常成人水平。

【临床意义】

（1）在人体内 AST 也是比较重要的一种氨基转移酶，这种酶的存在部位主要是肝、胰、肾、脾、肺、心肌以及骨骼肌与红细胞等相关组织细胞中，并且在正常人的胆汁、血浆以及脑脊液与唾液中也存在，但是不存在于肾无损伤人群的尿液中。

（2）AST 在心肌中的含量最丰富，因而在心肌梗死诊断方面具有重要的临床价值及意义。在急性心肌梗死（AMI）发生的情况下，血清 AST 的活力通常都会上升到高参考值的上限 4~5 倍，如果达到参考值上限的 10~15 倍，则通常会出现致死性心肌梗死。然而，在急性心肌梗死发生时，由于 AST 的升高相比于肌酸激酶（CK）要有所延迟，而恢复比乳酸脱氢酶（LDH）早，在急性心肌梗死诊断方面的价值也就越来越低。

（3）在肝细胞中 AST 的含量也比较多，所以在发生各种肝病的情况下，随着 ALT 活性的升高，AST 也会更高，AST 与 ALT 的比值测定在肝病诊断方面有着重要的价值及意义。在发生急性病毒性肝炎的情况下，两者比值小于 1；在发生肝硬化及慢性肝炎时，两者比值会大于 1；在发生原发性肝癌时，两者比值一般不低于 3。所以，对 ALT 及 AST 活性同时进行测定，并且对其在病程中的变化进行观察，在肝病鉴别诊断及病情监测方面有着重要的价值及意义。

（4）AST 水平升高还常常发生在性肌营养不良、皮肌炎、肺栓塞以及急性胰腺炎、肌肉挫伤与坏疽及溶血性疾病等疾病中。

【采血要求及注意事项】空腹 12h 取静脉血。

三、血清碱性磷酸酶

对于正常人群，其血清中的碱性磷酸酶来源主要是肝以及骨骼，对于碱性磷酸酶测定，主要是用来对肝脏及骨骼系统疾病进行诊断，在反映肝内占位性病变、肝外胆道梗阻及佝偻病方面属于重要指标。

【英文缩写】ALP，AKP。

【参考值】成人：27～107U/L。

【影响因素】

（1）不同年龄及不同性别的人群，其血清 ALP 的活性有很大差异性。

（2）在摄入高脂餐或者高糖饮食之后，人体血清中的 ALP 活力会有所提升，而摄入高蛋白饮食之后，血清 ALP 活力会有所降低。

（3）在经过剧烈运动之后，血清中的 ALP 含量也会有所提升。

（4）在妊娠期，胎盘会有 ALP 产生，会导致血清活力升高明显，在妊娠 9 个月的时候，血清中的 ALP 可以达到正常水平的 2~3 倍。

（5）血清以及肝素抗凝血浆都可以应用，其抗凝剂也能够对 ALP 活性起到抑制作用，应当注意避免应用。

【临床意义】

1.儿童生理性增加

儿童处于生理性骨骼发育时期,其机体内的磷酸酶活力相比于正常成人要高 1~2 倍。

2.病理性升高

（1）骨骼疾病：如佝偻病、软骨病、恶性骨肿瘤、恶性肿瘤骨转移等。

（2）肝胆疾病：如肝外胆道阻塞、肝癌、肝硬化、毛细胆管性肝炎等。

（3）其他疾病：如甲状旁腺功能亢进。

3.病理性降低

通常出现在重症慢性肾炎、儿童甲状腺功能不全以及贫血等疾病中。

【采血要求及注意事项】空腹 12h 取静脉血。

四、γ-谷氨酰转肽酶

临床上对这种酶进行测定主要是用来对肝胆疾病进行诊断,属于肝炎及胆道梗阻中的一项重要指标。

【别名】γ-谷氨酰转移酶、转肽酶。

【英文缩写】γ-GT，GGT。

【参考值】≤40U/L。

【影响因素】

（1）嗜酒或者长期服用一些药物，比如苯巴比妥、苯妥英钠以及安替比林，会导致血清γ-GT 活性有所提升。

（2）口服避孕药也会导致γ-GT 测定结果有所增加。

【临床意义】

（1）γ-谷氨酰转肽酶在机体中的分布主要为肾、肝及胰等相关实质性脏器，肝脏中的γ-GT 主要存在于毛细胆管以及肝细胞中的微粒体，可以用来诊断占位性肝病以及肝实质损伤（慢性肝炎和肝硬化），还可以对酒精肝损伤过程进行观察。

（2）轻度及中度提升主要出现在病毒性肝炎、肝硬化以及胰腺炎等疾病中。

（3）明显提升主要出现在原发或继发性肝癌、肝阻塞性黄疸，以及胆汁性肝硬化、胆管炎与胰头癌、肝外胆道癌等疾病中。尤其是在对恶性肿瘤患者的肝转移及肝癌术后的复发情况进行判断时，其阳性率能够达到 90%。

（4）γ-GT 作为肝癌标志物使用缺乏较高的特异性，在急性肝炎及慢性肝炎活动期以及发生阻塞性黄疸、胆道感染与胆石症、急性胰腺炎等疾病时都会有所提升。

【采血要求及注意事项】空腹 12h 取静脉血。

五、总胆红素

该物质在临床上主要是用来对胆道梗阻及肝脏疾病进行诊断，在血清总胆红素增加明显的情况下，人体内的巩膜、皮肤及血清与尿液都会表现为黄色，所以称为黄疸。

【英文缩写】TBIL。

【参考值】5.1～25.7μmol/L（0.3～1.5mg/dL）。

【影响因素】

（1）选择的标本应当注意防止出现溶血情况，防止阳光对标本直接照射，及时送检。

（2）脂血以及脂溶色素会在一定程度上干扰测定。

（3）对胆红素测定产生影响的药物比较多，主要包括乙苯肼、右旋糖酐、新霉素、利福平、氨茶碱、维生素 C、甲基多巴、吗啡、苯巴比妥、卡那霉素、地西泮、非那西丁、丙米嗪、奎宁等。

【临床意义】

（1）生理性提升：这种情况在新生儿黄疸中比较多见。

（2）病理性升高：

①胆道梗阻，该疾病升高比较明显；

②甲型病毒性肝炎，可能会有明显增加；

③其他类型的病毒性肝炎，轻度或者中度提升；

④胆汁淤积性肝炎，会有明显提升；

⑤急性酒精性肝炎，胆红素越高则表示肝损伤程度越严重；

⑥遗传性胆红素代谢异常，如 Gilbert 综合征可轻度升高。

（3）病理性降低：多出现在癌症或由于慢性肾炎而导致的贫血及再生障碍性贫血中。

【采血要求及注意事项】空腹 12h 取静脉血。

六、直接胆红素

直接胆红素在胆红素中是比较重要的组成部分,通过对血清直接胆红素进行测定可以对肝胆疾病进行诊断。

【别名】结合胆红素。

【英文缩写】DBIL。

【参考值】0～6.84μmol/L。

【影响因素】参见总胆红素测定。

【临床意义】

（1）生理性提升：通常在服用雌激素、口服避孕药以及妊娠与月经等情况下比较多见。

（2）生理性减低：使用肾上腺皮质激素。

（3）病理性升高见于：

①肝胆疾病：如病毒性肝炎（甲型、乙型）、代偿性肝硬化、胆管或胆总管阻塞（结石、肿瘤等）、肝内胆道阻塞（肿瘤、胆管炎、门静脉性或胆汁性肝硬化及寄生虫等）、肝梅毒、中毒性肝炎（氯仿、砷剂、辛可芬、磷、四氯化碳等中毒）、急性黄疸性肝萎缩。

②其他疾病：黄热病、黄疸出血型钩体病（又称：魏尔病）以及 X 线深部照射、乳糜泻与肾功能不全等。

【采血要求及注意事项】空腹 12h 取静脉血。

七、间接胆红素

【别名】未结合胆红素。

【英文缩写】IBIL。

【参考值】0.00～15.00μmol/L。

【影响因素】参见总胆红素测定。

【临床意义】

（1）增高：这种情况在各种原因导致的黄疸中比较常见。阻塞性黄疸，比如在胆道梗死及原发胆汁性肝硬化中可以发现结合胆红素增加；肝细胞性黄疸，如肝炎及肝硬化，这些疾病中结合胆红素及未结合胆红素均有所增加。另外，在一些先天性缺陷中，比如 Gilbert 综合征与 Crigler-Najjar 综合征中，未结合胆红素也会增加，在 Dubin-Johnson 综合征及 Roto 综合征中结合胆红素也会增加。在肝外疾病，比如溶血性黄疸、新生儿黄疸或输血错误等情况下，未结合胆红素也会增加。

（2）减低：这种情况在严重贫血中比较常见，比如再生障碍性贫血或者其他继发性贫血等症状中。

（3）黄疸程度判定：隐性黄疸 17.1～34.2μmol/L，轻度黄疸 34.2～171μmol/L，中度黄疸 171～342μmol/L，重度黄疸≥342μmol/L。

【采血要求及注意事项】间接胆红素＝总胆红素－直接胆红素。

八、血清总蛋白

这一指标反映的主要是肝脏合成功能以及由于肾病而导致的蛋白丢失状况。

【英文缩写】TP。

【参考值】60～80g/L（6.0～8.0mg/dL）。

【影响因素】

（1）在碱性溶液中酚酞及硫磺肽钠会显示颜色，对双缩脲的测定结果会产生一定程度的影响。

（2）在进行氨基酸静脉注射以及对促蛋白合成剂进行应用的情况下，TP

测定结果会出现偏高情况。

（3）右旋糖酐会导致测定管浑浊，对测定结果会产生影响，虽然这些干扰可以通过标本空白管进行消除，但是空白管的吸光度比较高，对测定准确度会产生影响。

（4）对于高胆红素血症以及溶血标本，需要设置"标本空白管"。

（5）止血带的使用时间过长，会导致出现静脉瘀血情况，并且在直立数小时后对 TP 测定会显示升高。

（6）脂类含量比较多的血清，在呈色之后会浑浊不清，可以使用 3mL 乙醚抽提之后再比色。

（7）样品中 TP 浓度在 100g/L 之上，可以利用生理盐水对样品进行稀释，然后重新进行测定，最终的结果要乘以稀释倍数。

【临床意义】

（1）生理性升高：通常在剧烈运动之后出现。

（2）生理性降低：妊娠女性中多见。

（3）病理性升高。

①血清中标的水分含量有所降低，导致总蛋白浓度相对有所提升，在急性失水而导致的血液浓缩情况中比较多见。在发生休克时，毛细血管的通透性会有变化产生，血浆发生浓缩。对于慢性肾上腺皮质功能降低的患者，由于机体内的钠丢失后水分也会丢失，此时血浆也会出现浓缩情况。

②血清中蛋白质的合成有所增加（主要是球蛋白的增加），总体蛋白量在 100g/L 以上，通常出现在多发性骨髓瘤患者中。

（4）病理性降低。

①血浆水分增加，血浆会被稀释：由于各种因素导致出现的水钠潴留或者输注过多低渗溶液。

②营养不良或者长期消耗性疾病：比如严重结核病以及恶性肿瘤等疾病。

③合成障碍：这一方面指的是在肝功能受损比较严重的情况下，蛋白质合成也会有所减少，最为明显的就是白蛋白含量降低。

④蛋白质丢失：在发生大出血时会丢失大量血液；肾病患者的尿液中会长

期丢失蛋白质；在发生严重烧伤时，也会渗出大量血浆。

【采血要求及注意事项】空腹 12h 取静脉血。

九、白蛋白

白蛋白是由肝脏合成的，血清白蛋白的浓度可以反映肝功能，并且血清白蛋白水平的变化会使一系列病理性继发症产生。所以，对血清白蛋白进行测定往往用于对患者状态进行非特异性监视。

【英文缩写】ALB。

【参考值】溴甲酚绿（BCG）法 35～55g/L（3.5～5.5mg/dL）。

【影响因素】

（1）对溶血、脂血及严重黄疸标本，应当设置标准空白，以消除产生的干扰。

（2）BCG 不但可以和清蛋白呈色，并且与血清中的很多蛋白成分都可以产生呈色反应，其中最为明显的就是 α_1 球蛋白、转铁蛋白以及触珠蛋白等，但是这些物质的反应速度与清蛋白相比比较慢，因而在实际测定过程中，在 30s 时对吸光度计算结果读取，可以使非特异性结合反应明显减少。

（3）青霉素、水杨酸类药物能够结合 BCG 竞争清蛋白，对测定结果会产生一定影响。

【临床意义】

（1）血清 Alb 增高：通常发生在严重失水症状中，比如严重腹泻、呕吐及高热等，都是由于血浆浓缩而导致的。就目前情况来看，在临床上还未发生过清蛋白绝对量增加的疾病。

（2）病理性降低。

①蛋白质丢失：这种情况在大量出血、严重烧伤及肾脏疾病中比较常见。

②合成障碍：通常出现在肝功能异常中。

③营养不良或吸收不良。

【采血要求及注意事项】空腹 12h 取静脉血。

十、白蛋白/球蛋白比值

正常人血清中的白蛋白浓度与球蛋白相比要高，若两者出现倒置情况，则表示可能会出现肝肾疾病、M 蛋白血症及某些自身免疫性疾病。

【别名】白球比。

【英文缩写】A/G。

【参考值】1.5～2.5。

【影响因素】对血清总蛋白及清蛋白测定产生影响的各种因素，都可能会对 A/G 比值产生影响。

【临床意义】病理性降低见于以下几种疾病。

（1）肝疾病：在发生急性肝坏死及肝硬化时，会显著降低；而发生慢性肝炎、传染性肝炎及肝损伤时会轻度或者中度降低。

（2）肾疾病：肾病综合征发生时降低比较明显，在急性或者慢性肾炎时会有轻度或者中度降低情况。

（3）自身免疫性疾病：比如类风湿关节炎、系统性红斑狼疮以及硬皮病与干燥综合征等都可能会降低。

（4）M 蛋白血症：多发性骨髓瘤有明显降低。

【采血要求及注意事项】空腹 12h 取静脉血。

十一、血清蛋白电泳

也就是以电泳方法对血清中不同类型蛋白占比进行测定，这在肝肾疾病以及多发性骨髓瘤诊断方面有着重要的价值及意义。

【别名】蛋白电泳。

【英文缩写】SPE。

【参考值】白蛋白：54%～65%；α_1 球蛋白：1.4%～3.3%；α_2 球蛋白：7.3%～12.0%；β 球蛋白：8.2%～13.8%；γ 球蛋白：10.5%～23.5%。

【影响因素】

（1）应当注意避免标本出现溶血情况。

（2）点样过多、不均匀以及电泳膜未完全湿透与薄膜放置错误等情况都会导致电泳图谱不理想，对最终的测定结果会产生影响。

【临床意义】

（1）骨髓瘤：表现出特异性电泳图形，大部分情况下在γ球蛋白区（个别在β蛋白区）会有尖峰出现，被称作M蛋白。

（2）肾脏疾病。

①肾病综合征：出现特异性电泳图形，α球蛋白增加比较明显，β球蛋白也会有所提升，但比较小，而白蛋白会有所降低，γ球蛋白也有可能会降低。

②肾炎：在发生急性肾炎时，α2球蛋白可能会有所提升，有些情况下也会合并γ球蛋白少量增加；在发生慢性肾炎时，往往会发现γ球蛋白出现中度增高的情况。

（3）肝脏疾病。

①肝硬化：具有典型的蛋白电泳图形，并且γ球蛋白增加比较明显，γ与β球蛋白会连接在一起，不容易将其分开，并且白蛋白也会出现降低状况。

②急性肝坏死：白蛋白降低比较明显，球蛋白增加比较明显。

③传染性肝炎：血清白蛋白会轻度减少，α2球蛋白会增加，并且同时γ球蛋白也会有所增加。

（4）炎症、感染：在发生急性感染的初期，可以发现α1或α2球蛋白会增加；而对于慢性炎症或者感染后期，可以发现γ球蛋白会增加。

（5）低γ球蛋白血症或无γ球蛋白血症：这两种情况下，血清γ球蛋白会显著降低，甚至会出现缺乏情况。

【采血要求及注意事项】空腹12h取静脉血。

十二、血清总胆汁酸

在人体胆汁中，胆汁酸属于重要的组成部分，也是胆固醇在经过组织代谢之后得到的最后产物。对于血清中总胆汁酸的测定，主要用于对肝脏疾病进行诊断，也是最为敏感的一种肝功能指标。

【别名】总胆酸。

【英文缩写】TBA，TCA。

【参考值】0.3～8.3μmol/L（0.012～0.339mg/dL）。

【影响因素】

（1）在测定血清中的胆汁酸时，针对标本采集及保存，一般都会选择空腹状态下血清，根据试验实际需求，也可以选择应用餐后2h血清。

（2）在室温环境下无菌血清能够稳定1周时间。

（3）在试验中血红蛋白会产生一定程度的干扰，其标本应当注意防止出现溶血情况。

【临床意义】

1.胆汁酸

它属于存在于胆汁中的一种二十四碳胆烷酸的羟基衍生物，为内源性有机阴离子。当前，存在于人类胆汁中的胆汁酸主要包括胆酸（CA）、鹅脱氧胆酸（CDCA）、脱氧胆酸（DCA）与少量石胆酸（LCA）等。对于胆汁酸，其合成、分泌以及重吸收与加工转化等方面都和肝、胆及肠等有着密切关系。肝、胆及肠等部位的疾病对胆汁酸代谢必然会产生一定的影响，而胆汁酸代谢异常也必然会对以上脏器功能及胆固醇代谢平衡产生影响。所以，血清胆汁酸测定可以当作肝清除功能的灵敏性试验。在各种肝内及外胆管梗阻而导致胆汁淤积情况下，由于胆汁反流以及门静脉分流，患者会有血清总胆汁酸浓度增加的表现，并且其值与餐后血清水平相比要高，CA/CDCA比值会增加。在肝实质细胞发生病变情况下，由于肝细胞功能发生障碍以及肝细胞数量有所减少，会导致CA合成减少比较明显，CA/CDCA比值也会明显降低，甚至会出现倒置情况。

2.总胆汁酸（TBA）

TBA属于比较敏感的一种肝功能试验，肝细胞只要有轻微坏死出现便会升高，其变化与胆红素及ALT相比更早，甚至能够早于肝组织学活检。TBA升高主要发生在急慢性肝炎、肝硬化、阻塞性黄疸、原发性肝癌、急性肝内胆汁淤积、原发性胆汁性肝硬化和肝外梗阻性黄疸等疾病中。

3.TBA 测定

餐后 2h TBA 测定相比于空腹状态下更加具有敏感性，在用餐之后胆囊会有所收缩，有大量胆汁排入大肠内，然后经过肝肠循环到肝脏中。在肝细胞出现轻度损伤的情况下，胆汁酸清除率会有一定程度降低，在餐后 2h 血清中的胆汁酸仍能够保持比较高的水平，也就可以对肝细胞发生的细微变化进行观察，在对早期肝病进行诊断方面具有重要的价值及意义。

【采血要求及注意事项】空腹 12h 取静脉血。

十三、血清胆碱酯酶

这种物质是肝的蛋白质合成功能的一项重要指标，临床上主要用来对肝脏疾病的严重程度进行预估，并且对阿米巴肝病进行诊断。

【英文缩写】CHE。

【参考值】30～80U/L。

【影响因素】

（1）标本应当注意防止溶血现象。

（2）选择血清或者肝素化血浆比较合理。

（3）新生儿的 CHE 活性大约是健康成年人的 50%，并且会随年龄增长而不断提升。

【临床意义】

（1）胆碱酯酶属于对酰基胆碱水解具有催化作用的一种酶，也叫酰基胆碱水解酶。它在人体内主要包括两种类型，一种是乙酰基胆碱酯酶，也叫作真性胆碱酯酶；另外一种为丁酰胆碱酯酶，也叫作假性胆碱酯酶。在临床上进行常规检查的胆碱酯酶便属于丁酰胆碱酯酶，通常称之为 CHE。

（2）在发生有机磷以及氨基甲酸脂类杀虫剂中毒的情况下，血清 CHE 活性会出现显著降低状况，并且与临床症状具有一致性。

（3）在肝脏中合成 CHE 会向血浆中即刻释放，所以在肝细胞合成功能的评价方面属于比较灵敏的一种指标。对于各种慢性疾病，如肝炎、肝大及肝硬化等疾病患者，大约有 50%的 CHE 活性会有所降低。在发生各种肝病的情况下，病情越差，则血清 CHE 的活性也就会越低，若持续降低而无回升的情况，通常都是预后不良。在发生肝胆疾病时，血清 ALT 和 GGT 都会有所升高，通常都很难进行辨别，但对血清 CHE 进行测定可以发现，CHE 减少者都属于肝脏疾病患者，而 CHE 正常者都是胆管疾病患者。

（4）CHE 降低还可能会出现在遗传性血清 CHE 异常症、饥饿以及感染与贫血等疾病中。

（5）CHE 增高主要出现在甲状腺功能亢进、糖尿病以及肾病综合征与脂肪肝、肥胖、神经系统疾病、高血压、支气管哮喘等。脂肪肝 CHE 升高有利于鉴别慢性肝炎。

【采血要求及注意事项】空腹 12h 取静脉血。

十四、解读肝功能化验单

临床上对肝功能进行检查的目的主要是对肝疾病发生情况及损害程度进行检查，明确肝病原因，对预后进行判断，以及对黄疸发生的原因进行鉴别。当前，临床上可以进行肝功能试验的种类比较多，多达几十种，但是每种试验只对肝病的某方面特定功能进行探查，而没有一种试验可以使肝脏的全部功能得以反映。所以，为能够使得到的结论更客观，需要选择多种符合要求的不同试验方式，在必要情况下进行多次复查。另外，在评价肝功能试验结果时，需要与临床症状结合全面进行考虑，避免出现主观片面情况。

由于不同医院的实验条件、操作人员及检测方法都有一定差异性，所以在肝功能检查方面，不同医院提供的正常值参考范围也存在差异。在这里我们不再罗列每个项目的正常值参考范围，只就每个项目的中文名称、英文缩写名称及有何主要临床意义作一介绍。

（一）反映肝细胞损伤的项目

根据血清酶中比较常用的项目来看，其主要包括丙氨酸氨基转移酶（俗称谷丙转氨酶，ALT）、门冬氨酸氨基转移酶（俗称谷草转氨酶，AST）、碱性磷酸酶（ALP）与γ-谷氨酰转肽酶（γ-GT 或 GGT）等。在不同酶试验中，ALT以及 AST 能使肝细胞损伤情况及损伤程度得以敏感反映。对于各种急性病毒性肝炎、药物或乙醇导致的急性肝细胞损伤，血清 ALT 的敏感性最高，在出现临床症状之前，ALT 便会快速提升，并且 AST 也会有所提升，然而 AST 的升高程度低于 ALT；但在发生慢性肝炎及肝硬化时，AST 升高程度要高于 ALT，所以 AST 所反映的主要是肝脏损伤程度。

在发生重症肝炎的情况下，由于大量肝细胞发生坏死，血液中的 ALT 会逐渐降低，但这种情况下胆红素却表现出进行性提升情况，也就是会发生"胆酶分离"现象，这往往是肝坏死发生的预兆。在急性肝炎的恢复期，若 ALT 正常，而γ-GT 持续提升，往往表示肝炎慢性化。在发生慢性肝炎时，若γ-GT 持续高于正常值，则表示慢性肝炎正处于活动期。

（二）反映肝脏分泌和排泄功能的项目

这一方面主要包括总胆红素（TBIL）、直接胆红素（DBIL）以及总胆汁酸（TBA）等指标的测定。对于病毒性肝炎、药物或乙醇导致的中毒性肝炎、溶血性黄疸、恶性贫血、阵发性血红蛋白尿症及新生儿黄疸与内出血等患者，他们都会有总胆红素升高情况。直接胆红素所指的就是在经过肝脏处理之后，总胆红素中结合葡萄糖氨基酸的有关部分；总胆红素升高，则表示肝细胞在处理胆红素后，排出发生障碍，也就出现胆道梗阻，从而出现总胆红素升高。若对 TBIL 与 DBIL 同时进行测定，则可以对肝细胞性、溶血性及梗阻性黄疸进行鉴别诊断。通常而言，肝细胞性黄疸的 TBIL 在 $200\mu mol/L$ 之内，直接胆红素占比在 35%以上；溶血性黄疸的 TBIL 在 $85\mu mol/L$ 之内，直接胆红素占比在 20%之内；阻塞性黄疸的 TBIL 在 $340\mu mol/L$ 以上，直接总胆红素占比在 60%以上。

另外，γ-GT、ALP 也是可较好反映胆汁淤积的敏感酶类，其含量提升主要表示可能发生胆道阻塞方面的相关疾病。

（三）反映肝脏合成贮备功能的项目

这一方面包含的内容主要有前白蛋白（PA）、白蛋白（Alb）以及胆碱酯酶（CHE）与凝血酶原时间（PT）等。这些都是通过对肝脏合成功能进行检测使其储备能力得以反映的有关常规试验。前白蛋白及白蛋白含量降低，则表示肝脏在合成蛋白质方面的能力降低。在患有各种类型的肝病情况下，随着病情加重，血清胆碱酯酶的活性会不断降低。若胆碱酯酶活性持续降低，并且未表现出回升的迹象，多提示预后不良。肝胆疾病时 ALT和 GGT 均升高，如果同时 CHE 降低者为肝脏疾病，而正常者多为胆道疾病。另外，CHE 增高在甲状腺功能亢进、糖尿病以及肾病综合征与脂肪肝等疾病中也会发生。

凝血酶原时间（PT）延长则表示肝脏在合成不同凝血因子方面的能力下降。

（四）反映肝脏纤维化和肝硬化的项目

该项目包含的内容主要有白蛋白（Alb）、总胆红素（TBIL）及单胺氧化酶（MAO）与血清蛋白电泳等。在患者出现肝硬化或者肝纤维化等疾病时，其血清白蛋白及总胆红素都会减少，并且出现单胺氧化酶增加情况。血清蛋白电泳中γ球蛋白增高的程度可以用来对慢性肝病演变及预后进行评价，可以提示肝巨噬细胞功能减退情况，对血循环中的内源性或者肠源性抗原物质无法清除。

另外，近年在临床上应用比较广泛的主要包括透明质酸（HA）、层黏蛋白（LN）以及Ⅲ型前胶原肽和Ⅳ型胶原。对这些物质的血清含量进行测定，可以反映肝内皮细胞、贮脂细胞以及成纤维细胞具体变化情况，若血清水平升高异常，患者可能会患有肝硬化及肝纤维化。

（五）反映肝脏肿瘤的血清标志物

当前，在原发性肝癌的诊断方面，可以应用的生化检验指标为甲胎蛋白（AFP）。甲胎蛋白最开始用来进行肝癌早期诊断，在肝癌患者出现症状后 8个月便会升高，此时大部分肝癌患者仍未表现出明显症状。对于这些患者，在利用手术方法进行治疗之后，其预后可以显著改善。当前，甲胎蛋白在肝癌手术疗效检测、术后随访及高危人群随访方面也有着比较广泛的应用。但是，甲胎蛋白在正常妊娠、少数肝炎及肝硬化，还有恶性生殖腺肿瘤等状况下也会表现出升高的情况，只是其升高幅度与原发性肝癌相比较低。此外，对于有些肝癌患者，其甲胎蛋白值也会表现出正常情况，因而还需要同时对患者行影像学检查，如B超、CT、磁共振（MRI）与肝血管造影等，从而提高诊断的可靠性。

需要注意的一点就是，在原发性肝癌的诊断方面，利用α-L-岩藻糖苷酶（AFU）与血清AFU测定的方法，其阳性率可以达到64%～84%，其特异性大约为90%。在小肝癌的诊断方面，由于AFU有着比较高的敏感性，并且在肝硬化并发肝癌的预报方面有着较高特异性，与AFP测定可以实现良好互补，在当前的肝癌诊断、随访及肝硬化监护方面已经成为必不可少的一种手段。此外，在某些转移性肝癌、肺癌、乳腺癌、卵巢癌或子宫癌中，血清AFU活性测定会发生一定重叠，甚至对于某些非肿瘤性疾病如肝硬化、慢性肝炎和消化道出血等疾病也会表现出升高，因而需要注意进行鉴别。此外，肝脏肿瘤发生时，γ-GT、ALP、亮氨酸氨基转肽酶（LAP）以及5'-NT等也往往会升高。

肝功能包括多个方面的内容，并且比较复杂。由于肝脏有着比较强的代偿能力，并且在肝功能检测方面目前仍无敏感度较高、特异性较强及包含范围比较广的相关检测方法，所以，即便肝功能正常也不可排除肝病变可能性。尤其是在肝损害发生的早期，很多患者在渐进性肝功能试验时结果比较正常，在肝损伤达到一定程度情况下，肝功能试验结果才会表现出异常。另外，实验条件、实验技术及试剂质量与操作人员等多个方面的因素都会对试验结果产生影响，所以针对肝功能试验结果，需要临床医生在结合临床症状的基础上综合分析肝功能，确定是否有疾病存在，是否需要给予检测及治疗。

第二节　肾功能

肾功能检测包括：①血清代谢物质（血清尿素氮、肌酐、尿酸等）；②血清微量蛋白（血清β₂微量球蛋白、血清转铁蛋白等）以及尿微量蛋白（尿液β₂-微球蛋白、尿微量白蛋白、尿微量转铁蛋白、24h尿蛋白定量等）和尿N-乙酰-β-氨基葡萄糖苷酶（NAG）的检测。

一、血清尿素氮

它是肾功能的重要指标，血清尿素氮升高意味着肾功能的损害。

【英文缩写】BUN。

【参考值】1.07～7.14mmol/L（3～20mg/dL）。

【影响因素】

（1）标本避免溶血，溶血对测定有干扰。

（2）血氨升高可使BUN测定结果偏高。

（3）标本最好使用血清，用铵盐抗凝剂可使测定结果偏高。

（4）测定过程中，各种器材及蒸馏水应无氨污染。

【临床意义】

（1）生理性升高：见于高蛋白饮食。

（2）生理性降低：见于妊娠。

（3）病理性升高。

①肾前因素：由于剧烈呕吐、幽门梗阻、肠梗阻和长期腹泻引起的失水过多，造成血尿素氮潴留。

②肾性因素：急性肾小球肾炎、肾病晚期、肾衰竭、慢性肾盂肾炎及中毒性肾炎。

③肾后因素：前列腺增生、尿路结石、尿道狭窄、膀胱肿瘤等。

（4）病理性降低：见于严重肝病，如肝炎合并广泛肝坏死。

【采血要求及注意事项】空腹 12h 取静脉血，取血前禁止食用高蛋白食物。

二、血清肌酐

它是肾功能的重要指标，血清肌酐升高意味着肾功能的损害。

【英文缩写】Cr。

【参考值】53.0～133μmol/L（0.6～1.5mg/dL）。

【影响因素】

（1）温度升高时，可使碱性苦味酸溶液显色增深，但标准与测定的增深程度不一致，因此测定需在室温进行。

（2）特异性不高，可受维生素 C、丙酮酸、胆红素等假肌酐影响。

（3）轻微溶血标本对测定肌酐无影响，但可使肌酸结果偏高。

【临床意义】

1.病理性升高

（1）肾肌酐排出量减少：肾衰竭、尿毒症、重度充血性心力衰竭。

（2）体内肌酐生成过多：巨人症、肢端肥大症。

2.病理性降低

见于肌肉萎缩。

【采血要求及注意事项】空腹 12h 取静脉血。

三、血清尿酸

尿酸是食物中的核酸和体内核蛋白、核酸中嘌呤代谢终产物，主要由肾排出。

【英文缩写】UA。

【参考值】238～476μmol/L（4～8mg/dL）。

【影响因素】

（1）标本避免溶血，及时分离血清。

（2）标本中维生素 C 浓度过高，可使测定结果偏低。

【临床意义】

1.病理性升高

（1）痛风：是核蛋白及嘌呤代谢异常所致，发作时尿酸浓度可达900μmol/L。

（2）子痫。

（3）排泄障碍：肾病（急慢性肾炎、肾结核等），尿道阻塞。

（4）核酸分解代谢过盛：慢性白血病、多发性骨髓瘤、真性红细胞增多症。

（5）其他：肠梗阻，重症肝病，氯仿、四氯化碳、铅中毒等。

2.病理性降低

见于恶性贫血复发、乳糜泻时，一些药物（肾上腺皮质激素、ACTH、阿司匹林）治疗后。

四、血清β_2微球蛋白

【英文缩写】β_2-MG。

【参考值】血β_2-MG<3mg/L。

【影响因素】

（1）送检标本应新鲜，避免溶血。

（2）正常 60 岁以上老年患者有随年龄增长而增高的趋势。

【临床意义】病理性升高。

（1）肾疾病：尿毒症、肾炎、糖尿病肾病和肾移植受者初期（肾移植排异反应）。

（2）恶性肿瘤：骨髓瘤、非霍奇金淋巴瘤、慢性淋巴细胞白血病等。

（3）其他：如肝硬化、冠心病、甲状腺疾病和慢性炎症等。

五、血清转铁蛋白

血浆铁与转铁蛋白结合，转铁蛋白浓度可以反映血清铁的缺乏。

【英文缩写】Tf。

【参考值】20.8～34.7μmol/L（1.87～3.12g/L）。

【临床意义】

（1）生理性增高：见于怀孕后期和口服避孕药的妇女。

（2）病理性增高：见于血清铁缺乏时。

（3）病理性降低。

①蛋白质丢失性疾病，如肾病综合征、慢性肾功能衰竭、严重烧伤和蛋白质丢失性胃肠病。

②严重肝病（如肝硬化）显著下降。

③任何感染状态和严重疾病时。

【采血要求及注意事项】空腹12h取静脉血。

六、尿 N-乙酰-β-氨基葡萄糖苷酶测定

它是检测肾损伤，特别是肾小管缺血、坏死的敏感指标。

【英文缩写】NAG。

【参考值】0～22U/g·Cr。

【临床意义】

（1）为早期肾损伤的检测指标之一。各种肾实质性疾病引起肾小管损伤都可使尿 NAG 增高。常用于上尿路感染的定位诊断，以便与膀胱炎鉴别；还用于糖尿病肾小管-间质损伤、高血压肾病的早期诊断。

（2）肾移植出现排异反应前 1～3d 尿 NAG 可增高，有助于排异反应早期诊断。

（3）肾毒性药物，如庆大霉素、抗肿瘤药可导致尿 NAG 增高，停药后可恢复正常。

（4）慢性肾功能不全，尿 NAG 减低。

【采血要求及注意事项】

（1）应取新鲜中段尿离心取上清，或立即冷藏（勿冷冻）。

（2）男性患者避免混入精液。

（3）菌尿症标本应随时离心分离上清后，立即测定或冷藏后当日测定，不可久留。

七、尿液β_2微球蛋白

【英文缩写】β_2-MG。

【参考值】0～0.2mg/L。

【影响因素】

（1）β_2微球蛋白分子量小，尿液含量极微，用一般方法测不出，目前常用的测定方法是酶联免疫比浊和放射免疫比浊法。采用随机尿进行测定。留尿方法应弃去晨尿，然后喝500mL水，1h后留尿送检，标本应适当加入碱性缓冲液，防止β_2-MG分解。

（2）正常60岁以上老年患者有随年龄增长而增高的趋势。

【临床意义】

（1）测定主要用于监测近端肾小管的功能。在急性肾小管损伤或坏死、慢性间质性肾炎、慢性肾衰竭等情况，均可使尿β_2-MG显著升高。肾移植患者血、尿β_2-MG明显增高，提示机体发生排异反应；肾移植后连续测定β_2-MG可作为评价肾小球和肾小管功能的敏感指标。糖尿病肾病早期有肾小管功能改变，尿β_2-MG也会升高。

（2）在系统性红斑狼疮活动期，造血系统恶性肿瘤，如慢性淋巴细胞白血病时，尿液β_2-MG也有升高。

【采血要求及注意事项】可以和血液β_2微球蛋白共同测定，共同用于上述疾病的诊断。建议留取晨尿或随机尿，一般2mL就可以，置普通洁净管中送验。如不能当天化验，应放于4℃冰箱，特别是夏天以防腐变。另外，尿液β_2微球蛋白活性在酸性环境下极易丧失，故尽量送检随机尿，减少在膀胱贮存时间。

八、尿微量白蛋白

【英文缩写】mAl b。

【参考值】0.49～2.05mg/mmol·Cr 或 4.28～18.14mg/g·Cr。

【影响因素】如尿液浑浊，必须离心或过滤，否则将使结果偏高。

【临床意义】为早期肾损伤的检测指标之一。尿中白蛋白含量为 30～200mg/L 或 30～300mg/24h，排出率在 20～200μg/min，尿蛋白定性试验不能检出或仅为（±）的蛋白尿称为微量白蛋白尿。尿 mAlb 的检出说明有早期肾小球损伤，常用于糖尿病肾病、高血压肾病的早期诊断，药物治疗肾毒性监测。

【采血要求及注意事项】与 β_2-MG 相同。注意如尿液标本浑浊，须离心后取上清液测定。

九、尿微量转铁蛋白

其为肾小球选择通透性指标。

【英文缩写】MTF。

【参考值】0～0.2mg/mL。

【临床意义】尿微量转铁蛋白升高见于糖尿病肾病、高血压早期肾损伤，以及肾外肾炎、链球菌感染性肾炎、肾盂肾炎等各种肾炎，是肾小球早期损伤的敏感指标。

【采血要求及注意事项】与 β_2-MG 相同，注意如尿液标本浑浊，须离心后取上清液测定。

十、24h 尿蛋白定量

【英文缩写】24hUSCFP。

【参考值】40～100mg/24h。

【临床意义】正常情况下，人尿液中可排出很微量的蛋白质，用常规方法如尿蛋白定性试验不能够检测到，需要通过生化方法进行定量测定。尿蛋白排出量过多表明肾功能有问题，可参考尿常规检查部分，进行 24h 尿蛋白定量分析，对肾脏疾病的治疗和疗效观察具有一定意义。

第三节　糖及其代谢物

糖及其代谢物的检测项目主要有：血糖、葡萄糖耐量试验、糖化血红蛋白、糖化血清蛋白、丙酮酸、血清β羟丁酸、乳酸等。

一、血糖（葡萄糖）

血中葡萄糖浓度异常说明体内糖代谢异常，常用于糖尿病的诊断。

【英文缩写】GLU，BG。

【参考值】空腹：3.89～6.11mmol/L（70～110mg/dL）；餐后 2h：<6.66mmol/L（<120mg/dL）；新生儿：1.11～4.44mmol/L（20～80mg/dL）。

【影响因素】

（1）采集标本前禁食 10h 以上。

（2）全血样品中的葡萄糖在室温下可以每小时 5% 的速度进行酵解，因此标本采集后应尽快分离血清或血浆并进行测定。

（3）检测标本以草酸钾氟化钠为抗凝剂的血浆最好，2mg/mL 可在 24h 内阻止葡萄糖酵解。

（4）葡萄糖氧化酶（GOD）高特异性催化β-D-葡萄糖。而葡萄糖中α构型和β构型分别占 36% 和 64%。葡萄糖的完全氧化需要α型到β型的变旋反应。因而可在试剂中加入变旋酶或延长孵育时间来达到完全转化。

（5）过氧化物酶的特异性远低于 GOD。高浓度的尿酸、维生素 C、胆红素、血红蛋白和四环素等还原性物质可抑制显色反应，使测定结果偏低。在本法条件下，血红蛋白浓度<10g/L、胆红素<342μmol/L、尿酸<2.95mmol/L

时对测定结果无显著影响。

（6）本法可直接测定脑脊液葡萄糖的含量，而尿液中的干扰物质浓度过高，不能使用该法直接测定其葡萄糖含量。

【临床意义】分为生理性或病理性升高和降低。

（1）生理性或暂时性高血糖：餐后 1～2h、注射葡萄糖或通过输液输入葡萄糖后、情绪紧张时，血糖会升高。

（2）生理性或暂时性低血糖：运动后和饥饿时、注射胰岛素后、妊娠、哺乳期和服降血糖药后，血糖会降低。

（3）病理性高血糖。

①糖尿病：因为胰岛素分泌不足，当空腹血糖水平达 7.2～11mmol/L（130～200mg/dL）时，临床可疑为糖尿病；当血糖水平超过 11mmol/L（200mg/dL）时，临床可诊断为糖尿病。

②能使血糖升高的激素分泌增加：如垂体前叶功能亢进、肾上腺皮质功能亢进、甲状腺功能亢进、嗜铬细胞瘤等。

③脑外伤、脑出血、脑膜炎等使颅内压增高，刺激了血糖中枢，从而引起血糖升高。

④脱水：如呕吐、腹泻、高热等，引起血糖轻度增高（7.2～7.8mmol/L）。

⑤麻醉，窒息，肺炎等急性传染病，癫痫、紫癜等疾病由于加速肝糖原分解，使血糖增高。

（4）病理性低血糖。

①胰岛素分泌过多：如胰岛β细胞瘤。

②升高血糖激素分泌减少：如垂体功能减退、肾上腺功能减退和甲状腺功能减退。

③血糖来源减少，肝糖原贮存不足：如长期营养不良、肝炎、肝坏死、肝癌、糖原累积病等。

【采血要求及注意事项】空腹血糖测定需空腹 12h 取静脉血。取血前避免剧烈运动，取血时间最好是早晨或上午。

二、葡萄糖耐量试验

受检者口服一定量的葡萄糖后，定时测定血中葡萄糖含量，服后若血糖略有升高，2h内恢复服前浓度为正常；若服后血糖浓度急剧升高，2～3h不能恢复服前浓度则为异常。临床上常对症状不明显的患者采用该试验来诊断有无糖代谢异常。

【别名】OGTT试验。

【英文缩写】OGTT。

【方法】

（1）空腹取静脉血、留尿，分别测血糖和尿糖，然后将75g葡萄糖溶于250mL水中，在5min内饮完，服糖后30min、1h、2h和3h时再取血、留尿，分别测血糖和尿糖（所用葡萄糖应为无水葡萄糖75g，含单结晶水的葡萄糖相当于82.5g）。

（2）如果没有条件做糖耐量试验可以用简单的馒头试验代替：100克（二两）馒头在10min内吃完，从吃第1口开始计时，2h后抽血测量（但这只是一个不得已的办法，如有可能仍应做糖耐量试验）。

【参考值】空腹：6.10～6.95mmol/L（110～125mg/dL）；0.5h：9.45～10.55mmol/L（170～190mg/dL）；1h：8.90～10mmol/L（160～180mg/dL）；2h：6.70～7.78mmol/L（120～140mg/dL）；3h：6.10～6.95mmol/L（110～125mg/dL）。

50岁以上不论男女，每增加10岁，空腹值增加0.06mmol/L，1h增加0.6mmol/L，2～3h增加0.17～0.28mmol/L。两点超过此标准者为糖耐量减低，三点超过者可确诊。

【影响因素】

（1）要求受试者前3d进糖类不应超过300g，并进行适当体力劳动。

（2）必须保证在禁食过夜、清晨空腹条件下进行，饮葡萄糖水的时间不能超过5min，如饮水时间过长，可造成有效的糖负荷减低而影响试验结果。

（3）采用口服葡萄糖75g或1.75g/kg体重方法，将口服葡萄糖溶于250mL

水中。禁食过夜，于次日清晨取血测血糖后将 250mL 葡萄糖水于 5min 内饮完，服糖后 30min、60min、120min、180min 分别取血测血糖浓度。

（4）停用咖啡因、利尿药、避孕药、胰岛素、抗炎药、水杨酸等。

【临床意义】

（1）糖耐量降低：表现为血糖增高幅度高于正常人，回到空腹水平的时间延长，多见于糖尿病、甲状腺功能亢进、垂体功能亢进、肾上腺功能亢进、胰腺炎、胰腺癌、严重肝病和糖原累积病。

（2）糖耐量增高：空腹血糖值正常或偏低，口服糖后血糖浓度上升不明显，耐量曲线平坦。多见于内分泌功能低下，如甲状腺功能低下、肾上腺皮质功能低下和垂体功能低下。

（3）迟滞性耐量曲线：口服葡萄糖后在正常时间内可回到空腹水平，但有一个明显增高的血糖峰值，往往超过 10mmol/L，这种情况以后可能发展为糖尿病。

【采血要求及注意事项】

（1）受试前 3d 每日进食糖类不得少于 150g。试验者如有感冒、胃肠炎等急性病时，要等病愈后再做。

（2）试验开始前应禁食 10～16h（禁食时间不能过短或过长），可以饮水，但不可喝茶或咖啡。

（3）试验前和试验过程中不能吸烟并避免剧烈体力活动。

（4）对疑有反应性低血糖者，可检测服糖后 4h 和 5h 的血糖。

（5）若在检查期间出现面色苍白、恶心、晕厥等症状，要停止试验。若以上症状是在服糖后 3～4h 出现的，应考虑为反应性低血糖，要立刻取血测血糖，并让患者进食。

（6）已经确诊的糖尿病患者，不宜再做本试验。

（7）许多药物可使葡萄糖耐量减低，故在试验前应停药，如烟酸、噻唑类利尿药、水杨酸钠等至少停止 3～4d，口服避孕药停 1 周，单胺氧化酶抑制剂应停 1 个月以上。

三、糖化血红蛋白

葡萄糖与血红蛋白结合形成糖化血红蛋白,因此,血糖浓度高则糖化血红蛋白的浓度也升高。因为该试验不受临时血糖浓度波动的影响,可有效反映患者过去1~2个月内的平均血糖水平,所以可用于监测糖尿病患者在一段较长时间内血糖控制的情况。

【英文缩写】GHb 或 HbAIC。

【参考值】占总血红蛋白的 6.1%~7.9%。

【影响因素】

(1)参考值随年龄有一定增加。对于控制不良的糖尿病患者,测定值可为参考值上限的2倍,但很少超过上限2倍。如≥20%应排除是否存在 HbF 干扰。

(2)高脂血症标本可使结果偏高。

(3)半乳酸及水杨酸可使测定结果偏低。

(4)实验室温度、试剂的离子强度、pH 可对测定结果有一定影响。

【临床意义】病理性升高,见于糖尿病患者血糖控制不好时。

【采血要求及注意事项】空腹 12h 取静脉血;EDTA 钾盐、肝素抗凝血剂 2mL。

四、糖化血清蛋白或果糖胺

【英文缩写】Fruc、GSP。

【参考值】<285μmol/L(NBT,糖化蛋白标准法);1.6~2.6mmol/L(NBT,吗啉果糖标准法)。

【影响因素】

(1)红细胞寿命和血红蛋白变异体不影响糖化血清蛋白结果,但受血浆总蛋白浓度影响,血清蛋白<30g/L 或尿中蛋白质浓度>1g/L 时,糖化血清蛋白结果不可靠。

(2)中度溶血、胆红素和维生素 C 会干扰测定。

（3）pH、反应温度、反应时间对试验影响较大，必须严格控制。

【临床意义】

由于血清白蛋白半衰期较短，故糖化血清蛋白主要反映患者测定前 2～3 周的血糖水平，用于糖尿病患者特别是 2 型糖尿病患者疗效观察和用药监测。

【采血要求及注意事项】空腹 12h 取静脉血。

五、丙酮酸

丙酮酸是糖无氧代谢的产物，临床上常和乳酸一同测定，并用二者的比值推测循环衰竭的严重程度。此外，它还对维生素 B_1 缺乏有一定的诊断意义。

【英文缩写】PA。

【参考值】≤0.10mmol/L。

【影响因素】

（1）应在空腹休息 2h 后抽血，样本应防止溶血。

（2）标本采集时尽可能不使用止血带。

（3）抗凝剂用肝素-氟化钠较好。

（4）采集的标本需置于 0～4℃并在 15min 内离心分离血清，以防止糖酵解生成乳酸。

【临床意义】

（1）生理性升高：进食和运动后会升高。

（2）病理性升高。

①循环衰竭：当机体处于无氧代谢状态时，丙酮酸被还原为乳酸，乳酸/丙酮酸比值升高（正常应为 9 左右），因此，该比值是判断组织缺氧严重程度的指标，同时对乙醇引起的酮中毒的检测也有用。

②维生素 B_1 缺乏时，丙酮酸氧化发生障碍，使丙酮酸含量增加。

【采血要求及注意事项】空腹 12h 取静脉血。

六、血清β羟丁酸

β羟丁酸是酮体的一个组成部分，因此该指标可以用来确定糖尿病患者是否发生酮症酸中毒，也可以用来判断酮中毒患者的治疗效果。

【英文缩写】β-HB。

【参考值】＜0.7mmol/L。

【影响因素】

（1）标本采集后应尽快分离血清或血浆进行测定。

（2）标本防止溶血。

【临床意义】病理性升高：糖尿病酮症酸中毒、糖原累积病，长时间饥饿。

【采血要求及注意事项】空腹12h取静脉血。

七、乳酸

它指的是血液中乳酸的浓度，正常人血中乳酸含量很低，乳酸水平升高主要是由血氧缺乏和无氧代谢的增加引起的，体现了组织缺氧的程度。临床上常用这一指标诊断乳酸性酸中毒和某些肌肉疾病。

【英文缩写】Lac。

【参考值】基础空腹<2mmol/L。

【影响因素】

（1）应在空腹休息2h后抽血，样本应防止溶血。

（2）标本采集时尽可能不使用止血带。

（3）抗凝剂用肝素-氟化钠较好。

（4）采集的标本需置于0～4℃并在15min内离心分离血清，以防止糖酵解生成乳酸。

【临床意义】

（1）生理性升高：剧烈运动时，由于组织缺氧，乳酸水平会升高。

（2）病理性升高。

①用某些降血糖药的糖尿病患者乳酸水平有明显升高，形成乳酸性酸中毒，甚至会导致昏迷。

②循环衰竭和呼吸衰竭时，由于组织缺氧，糖酵解速度增加，血中乳酸通常超过 7mmol/L，甚至高达 25mmol/L，导致昏迷和乳酸性酸中毒。

③重症肝病、尿毒症、细菌感染、动脉硬化性心脏病、酒精中毒、白血病、重症贫血时，乳酸水平会升高。

④1 型糖原累积病：由于体内缺少某种糖代谢需要的酶，患者肝脏合成的肝糖原不能分解利用，造成低血糖；低血糖刺激肾上腺素的分泌，后者使肌糖原分解，产生大量的乳酸。

⑤线粒体肌病性脑病患者，运动前后乳酸浓度差异很大，临床上常以运动前后乳酸相差 3 倍以上作为该种疾病的辅助诊断标准。

【采血要求及注意事项】空腹 12h 取静脉血，取血后应尽快送检。

第四节　血　脂

血脂检测项目包括三酰甘油、总胆固醇、高密度脂蛋白胆固醇、低密度脂蛋白胆固醇、血清载脂蛋白 A1、血清载脂蛋白 B、脂蛋白（a）。

一、三酰甘油

【英文缩写】TG。

【参考值】0.56～1.7lmmol/L（50～150mg/dL）；临界值：1.71～2.29mmol/L（150～200mg/dL）；高 TG 血症：>2.29mmol/L（200mg/dL）。

【影响因素】

（1）被检测者要求稳定膳食 2～3 周，禁酒 3d，空腹 12～14h 后抽血，样品采集后尽快分离血清，以防止 TG 水解，血清 4℃稳定 3d，－20℃稳定 4 个月。

（2）由于酶法是测定 TG 水解后的甘油含量，因而血清中的游离甘油（FG）

对测定结果有干扰。可以通过预孵育或做血清空白排除。

（3）严重黄疸标本或胆红素＞100μmol/L 时对反应有负干扰。选择合适的色原并加入亚铁氧化物可在一定范围内消除干扰。

（4）维生素对反应有负干扰，甲状腺素、类固醇激素、口服避孕药等也可干扰测定结果。

（5）溶血标本中的 Hb、ALP 也可干扰反应，一般可做血清空白排除干扰，溶血严重则不宜做 TG 检测。

（6）卧位采血者其 TG 测定值比坐位及站位时要低。

【临床意义】

（1）生理性升高：正常人进食脂肪后 2～4h 内血清三酰甘油将升高，8h恢复正常。

（2）病理性升高：多见于原发性或继发性高脂蛋白血症、动脉粥样硬化、糖尿病、肾病综合征、胰腺炎、甲状腺功能减退、糖原累积病、原发性 TG 增多症。

（3）病理性降低：多见于原发性β脂蛋白缺乏症、甲亢、肾上腺皮质功能减退、消化吸收不良、慢性阻塞性肺疾病、脑梗死。

【采血要求及注意事项】取血前 36h 不饮酒，至少 12h 不进食，取血前禁食高脂肪食物。

二、总胆固醇

总胆固醇是临床血脂分析的重要指标，总胆固醇升高，患心脑血管病的危险性增加。

【英文缩写】CHO。

【参考值】成人合适水平：2.83～5.20mmol/L（110～200mg/dL）；临界值：5.17～6.45mmol/L（200～250mg/dL）；高胆固醇血症：＞6.45mmol/L（＞250mg/dL）。

【影响因素】

（1）送检胆固醇的标本要求禁食 12～14h 后采血，24h 内不饮酒和避免服用有关药物。在 2h 内分离血清，4～25℃稳定 6d，－20℃稳定 4 个月。

（2）胆红素＞171μmol/L 时对反应结果有明显的负干扰。

（3）溶血时会引起正干扰，但 Hb 在 1g/L 以下时干扰可忽略。

（4）高血尿酸也可引起负干扰。

（5）大量还原性药物，如维生素 C、酚磺乙胺、盐酸异丙嗪、复方丹参片（滴丸）等，也可干扰反应使结果偏低。

【临床意义】

（1）病理性升高：多见于高脂蛋白血症、动脉粥样硬化、糖尿病、甲状腺功能低下、阻塞性黄疸、肾病综合征。

（2）病理性降低：多见于甲状腺功能亢进、严重贫血、急性感染、消耗性疾病、肝病。

【采血要求及注意事项】取血前 36h 不饮酒，至少 12h 不进食，取血前禁食高脂肪食物。

三、高密度脂蛋白胆固醇

高密度脂蛋白胆固醇是血清脂蛋白胆固醇的一部分，与动脉粥样硬化病变危险性相关。当高密度脂蛋白胆固醇浓度降低时，心脑血管疾病的危险性增加。

【英文缩写】HDL-C。

【参考值】男性：1.03～1.42mmol/L（40～55mg/dL）；女性：1.16～1.55mmol/L（45～60mg/dL）。

【影响因素】

（1）溶血标本在血红蛋白＞5g/L 时，对反应有干扰。

（2）严重黄疸标本在胆红素＞171μmol/L 时，对反应有干扰。

（3）低密度脂蛋白胆固醇（LDL-C）＞6.0mmol/L 时，对反应有干扰。

【临床意义】

（1）生理性升高：多见于运动（如运动员一般 HDL-C 较高）、饮酒后，以及妇女服用避孕药、应用降血脂药（如诺衡）等。

（2）生理性降低：见于少运动的人，应激反应后。

（3）病理性降低：见于冠心病、高三酰甘油血症患者、肝硬化、糖尿病、慢性肾功能不全、营养不良。

（4）病理性升高：见于慢性肝病、慢性中毒性疾病、遗传性高 HDL 血症。

【采血要求及注意事项】禁食 12h 取静脉血，取血前禁止饮酒。

四、低密度脂蛋白胆固醇

低密度脂蛋白胆固醇是血清脂蛋白胆固醇的一部分,是动脉粥样硬化的主要致病因素，当低密度脂蛋白胆固醇升高时，心脑血管疾病的危险性增加。

【英文缩写】LDL-C。

【参考值】正常：2.07～3.12mmol/L（80～120mg/dL）；边缘升高：3.15～3.61mmol/L（123～140mg/dL）；升高：＞3.64mmol/L（＞142mg/dL）。

【影响因素】

（1）溶血标本在血红蛋白＞5g/L 时，对反应有干扰。

（2）严重黄疸标本在胆红素＞171μmol/L 时对反应有干扰。

（3）高密度脂蛋白胆固醇（HDL-C）＞2.8mmol/L，对反应有干扰。

【临床意义】同血清总胆固醇测定。

【采血要求及注意事项】空腹 12h 取静脉血。

五、血清载脂蛋白 A1

血清载脂蛋白 A1 是高密度脂蛋白的主要组成成分，临床上主要用于脑血管病风险度的评估。当载脂蛋白 A1 降低时，脑血管病的风险加大。

【英文缩写】apoA1。

【参考值】1.00～1.60g/L（100～160mg/dL）。

【影响因素】

（1）总胆红素＞68.4μmol/L 时，对结果有影响。

（2）Hb 浓度＞20g/L 时，ApoA1 的测定结果有所下降。

（3）高脂血清对检测结果也会有影响。

（4）抗血清的效价（滴度）不可低于 16。

【临床意义】

（1）生理性增高：见于妊娠、雌激素疗法、锻炼、饮酒。

（2）病理性降低：见于Ⅰ型、ⅡA型高脂血症，以及冠心病、脑血管病、apoA1 缺乏症、鱼眼病、家族性 LCAT 缺乏症、家族性低α脂蛋白血症、感染、血液透析、慢性肾炎、糖尿病、慢性肝炎、肝硬化。

六、血清载脂蛋白 B

血清载脂蛋白 B 是低密度脂蛋白的主要组成成分，临床上主要用于冠心病的风险度评估。当载脂蛋白 B 升高时，冠心病的风险加大。

【英文缩写】apoB。

【参考值】青年人：0.75～0.85g/L（75～85mg/dL）；老年人：0.95～1.00g/L（95～100mg/dL）。

【影响因素】

（1）总胆红素＞68.4μmol/L 时，对结果有影响。

（2）Hb 浓度＞20g/L 时，ApoB 的测定结果有所下降。

（3）高脂血清对检测结果也会有影响。

（4）抗血清的效价（滴度）不可低于 1∶128。

【临床意义】

（1）生理性降低：见于锻炼、服用雌激素。

（2）病理性升高：见于冠心病与Ⅱa、Ⅱb型高脂血症，以及脑血管病、糖尿病、胆汁淤积、脂肪肝、血液透析、肾病综合征、慢性肾炎。

（3）病理性降低：见于Ⅰ型高脂蛋白血症、肝病、肝硬化、感染。

【采血要求及注意事项】空腹12h取静脉血。

七、脂蛋白（a）

脂蛋白（a）水平主要取决于遗传，高脂蛋白（a）水平是动脉粥样硬化的独立危险因素，不受性别、年龄、环境、饮食、吸烟和药物的影响。

【英文缩写】Lp（a）。

【参考值】＜30mg/L。

【影响因素】

（1）Lp（a）水平与人种及遗传有关，男女性别之间无明显差别。

（2）环境、饮食、药物等因素对Lp（a）水平无明显影响。

（3）少数妇女黄体期增高，多数不受月经周期的影响。

（4）妊娠期可明显升高，产后恢复正常。

【临床意义】

（1）生理性升高：见于妊娠。

（2）病理性升高：见于动脉粥样硬化高危人群；急性时相反应，如急性心肌梗死、外科手术、急性风湿性关节炎。

（3）病理性降低：见于严重肝病、肝硬化、肝癌。

【采血要求及注意事项】空腹12h取静脉血。

第五节　心肌酶谱

心肌酶谱包括：天门冬氨酸氨基转移酶（AST），肌酸激酶（CK），肌酸激酶同工酶（CK-MB），乳酸脱氢酶（LDH），α-羟丁酸脱氢酶（HBDH），心肌肌钙蛋白-I（cTnI）。

一、肌酸激酶

肌酸激酶主要用于诊断心脏疾病，特别是心肌梗死。

【英文缩写】CPK，CK。

【参考值】20～200U/L。

【影响因素】

（1）红细胞不含 CK，故轻度溶血标本对结果无影响，但严重溶血影响测定结果。

（2）剧烈运动可使 CK 活性明显升高。

（3）CK 稳定性差，室温放置 4h 或于 4℃放置 12h 以上可使酶失活。

（4）宜用血清或肝素抗凝血浆标本进行测定。

【临床意义】

（1）心肌梗死 4～8h 开始上升，16～36h 达峰值，2～4d 可恢复正常。CK 为急性心肌梗死早期诊断指标之一，增高程度与心肌受损程度基本一致。溶栓治疗出现再灌注时，达峰时间提前。

（2）各种肌肉疾病，如进行性肌营养不良、多发性肌炎、严重肌肉创伤（如挤压综合征）时，CK 明显增高；全身性惊厥、心肌炎、心包炎时，CK 也可增高。

（3）急性脑外伤、癫痫时 CK 增高；甲状腺功能减退出现黏液性水肿时 CK 也增高。

（4）手术后、心导管、冠脉造影、运动试验、反复肌注、剧烈运动，CK

可一过性增高。

【采血要求及注意事项】空腹 12h 取静脉血，取血前不要剧烈运动。

二、肌酸激酶同工酶

血清中的磷酸肌酸激酶大致有 3 种来源，分别是心肌细胞、骨骼肌细胞和脑细胞。电泳法测定磷酸肌酸激酶同工酶用于确定某种来源的磷酸肌酸激酶异常，帮助临床诊断心脏、骨骼肌和脑内病变。

【别名】心肌酶同工酶。

【英文缩写】CK-MB。

【参考值】0～25U/L。

【影响因素】同 CK 测定。

【临床意义】

（1）由于 CK-MB 在心肌中含量最高（25%～40%），且急性心肌梗死发作 3.5h 左右开始增高，16～24h 达峰，2～3d 恢复正常。CK-MB 超过总 CK 的 6% 为心肌梗死早期诊断的特异指标。CK-MB 质量测定比活性测定更可靠，当 CK-MB 在 5～22ng/mL 时，可能为 AMI 早期或微小心肌梗死；CK-MB>22ng/mL 时，结合临床表现及 ECG 可诊断心肌梗死。CK-MB 早达峰值者比晚达峰值者预后好。

（2）脑外伤、脑血管意外、脑手术后及各种原因引起中枢神经系统缺氧后 48～72h，肺、前列腺、子宫或其他恶性肿瘤，CK-MB 增高。

（3）CK-MB 增高是骨骼肌损伤的特异指标。骨骼肌损伤时，CK-MB 相应增高，但不超过总 CK 的 5%。

【采血要求及注意事项】空腹 12h 取静脉血。

三、乳酸脱氢酶

常与乳酸脱氢酶同工酶一起测定诊断心肌梗死。

【英文缩写】LDH。

【参考值】114～240U/L。

【影响因素】

（1）溶血、剧烈运动及妊娠可导致血清 LDH 水平升高，应注意鉴别。

（2）导致 LDH 升高的药物较多，如磺胺甲基异噁唑、甲氨蝶呤、光辉霉素、磺胺甲氧嗪、可待因、吗啡、哌替啶、丙米嗪、奎尼丁及甲睾酮等。

【临床意义】

（1）LDH 存在于各种组织中，以肝、肾、心肌、骨骼肌、胰腺和肺中最多。急性心肌梗死发生后 6～12h 开始增高，24～60h 达峰，7～15d 恢复正常。LDH 用于急性特别是亚急性心肌梗死的辅助诊断。

（2）由于分布广泛，在各种急性反应，如肝炎、肺梗死、恶性肿瘤、恶性贫血、休克时，LDH 增高；肿瘤转移所致的胸腹水中，LDH 也增高。

（3）常通过观察此酶是否正常，用来除外组织器官损伤或对癌症化疗疗效观察。

【采血要求及注意事项】空腹 12h 取静脉血。

四、血清α羟丁酸脱氢酶

临床上用于心肌梗死的诊断。

【英文缩写】α-HBDH。

【参考值】72～182U/L。

【影响因素】同 AST 测定。

【临床意义】

（1）α-HBDH 主要反映 LDH 活性，故心肌梗死时明显增高，且维持时间较长，可达 2 周左右。

（2）肌营养不良及叶酸、维生素 B_{12} 缺乏时，α-HBDH 也可增高。

【采血要求及注意事项】空腹 12h 取静脉血。

五、心肌肌钙蛋白 I

它是诊断心肌梗死的特异指标。

【英文缩写】cTnI。

【参考值】<0.35μg/L。

【影响因素】

（1）标本采集后应尽快分离血清或血浆进行测定。

（2）标本防止溶血。

【临床意义】病理性升高见于：

（1）急性心肌梗死（AMI）发作 6.5h 后 Tn-I 值增高，11.2h 达峰，可持续 4～7d，其临床意义同 Tn-T，尤其对于肾衰竭患者的 AMI 诊断没有假阳性（在肾衰竭时 Tn-T 与 CK-MB 可增高）。

（2）当心肌梗死发作时间>36h 时，测定 Tn-I 更有意义。

（3）以 EIA 法测定 Tn-I，Tn-I 为 1～3.5μg/L 的患者要考虑有不稳定心绞痛、心绞痛等可能性，在 2～10μg/L 可能为心肌梗死早期。

患者入院经 12h 观察，CK-MB 和 Tn-I 持续阴性可除外心肌梗死。

【采血要求及注意事项】无禁食要求。

六、血清心肌酶的临床应用

（一）临床诊断用心肌酶的选择原则

在诊断疾病时，应该测定哪些心肌酶在临床是一个重要的问题。临床当然希望测定高度敏感、高度特异的指标，高（或低）就能确诊，否则就可排除，但这类理想化的指标是很难存在的，因此我们选择诊断指标时就得依照如下原则：

（1）有较高的组织/血清酶活力比，这样轻微的组织损伤也能得到明显的指标变化；

（2）组织损害时能较快地释放，以便早期诊断；

（3）生物半衰期较长，否则难以捕获；

（4）测定方法简单易行，试剂稳定廉价。

（二）血清心肌酶诊断心肌梗死的病理基础

心脏是人体最活跃的脏器之一，为完成各种生理活动心脏内存在大量的细胞酶。AMI 发生后，因为心肌缺血坏死或细胞膜通透性增加，使得心肌内的细胞酶释放入血，根据心肌受损情况不同，血清酶升高的幅度也不同，因此可以用血清酶的变化来反映 AMI 的发生以及病灶的大小。同时，由于各种酶的生理特性不同，如在细胞内定位不同、分子量大小不同、生物半衰期不同等，造成了各种酶入血的时间、入血的快慢以及在血清内的持续时间不同，为临床病程和愈后的判断提供了依据。

（三）临床常用心肌酶检测

心脏内的细胞酶很多，但作为诊断用血清酶必须符合诊断的要求（即符合上述选择原则）。其中组织特异性是最重要的，但不是唯一的，例如线粒体异柠檬酸脱氢酶（ICDM）在心肌的含量很高，但其一经入血很快就失活，故不能用于临床诊断。目前国内外常用于诊断心肌梗死的血清酶主要有谷草转氨酶（GOT）、乳酸脱氢酶（LDH）和肌酸激酶（CK），尤以 LDH 和 CK-MB 同工酶具有较高的阳性率和特异性，应用更广。

（四）谷草转氨酶（GOT）、乳酸脱氢酶（LDH）、肌酸激酶（CK）及其同工酶的分布与诊断价值

1.GOT、LDH、CK 的特异性比较

心肌的 GOT 含量是人体各组织中最高的，LDH 和 CK 的含量占第二位。从这 3 种酶活性和心肌的比值来看，CK 的脏器特异性最高，除骨骼肌病变（包括肌细胞膜通透性变化如酒精中毒）和严重脑血管意外外，其他疾病很少引起血清 CK 活性增高，并且红细胞几乎不含 CK，故测定不受溶血的影响，所以 CK 诊断效率高，假阳性低。其阳性率与心电图 ST 段异常符合率达 95%，

高于 GOT；心电图不明显的心内膜下梗死、合并传导阻滞、多发性小灶坏死及再发性梗死，CK 大多升高，而肺梗死、心绞痛、陈旧性梗死等则 CK 活性一般不升高。CK 的假阳性仅为 10%～15%，而 GOT 高达 32%，LDH 也由于分布广泛而特异性不高。

2.GOT 同工酶（GOTm）

测定血清 GOTm 并不能提高对 AMI 的诊断特异性，但因 GOTm 定位于线粒体，故不是很严重的损伤一般难以释放入血，因此测定 GOTm 对于推测预后有一定意义，特别是在推测死亡率方面较 CK-MB 更有价值。

3.LDH 同工酶

LDH 在人体内有 5 种同工酶，其中心肌中以 LDH_1、LDH_2 为主。在正常血清中，LDH_1 一般为 0.45～0.74。由于 AMI 发生后心肌释放 LDH_1 含量大于 LDH_2，故可使血清 LDH_1/LDH_2 比值上升。在 101 例经临床和心电图确诊的 AMI 患者的血清检测中，LDH_1/LDH_2 的比值均在 0.76 以上，阳性率 100%；在 101 例非 AMI 患者中，也有 12 例 LDH_1/LDH_2 比值升高，特异性为 90.5%。其他疾病 LDH 同工酶谱明显不同，但恶性贫血和肾梗死患者与 AMI 相似，需配合其他检查鉴别。对于 AMI LDH_1 升高，兼有 LDH_5 升高者可提示心源性休克或心力衰竭引起继发性肝损伤。由于 LDH 同工酶试剂较为昂贵，曾用α-羟丁酸脱氢酶来诊断，实际上是用α-酮丁酸为底物测 LDH 活性，其灵敏度和专一性略高于 LDH，总活性不及 LDH_1 同工酶。

4.CK 同工酶

肌酸激酶具有 3 种同工酶，即 CK-BB、CK-MB 和 CK-MM。其中 CK-MB 是至今为止诊断心肌梗死最佳的血清酶指标。人体各组织除腓肠肌外，只有心肌含有较高的 CK-MB，可达 40% 以上，故此同工酶对诊断心肌梗死的特异性可高达 100%。心肌梗死发生时，血清 CK-MB 可增高 10～25 倍，超过 CK 总活力增高的倍数（10～12 倍）。其他组织也有 CK-MB，如肌肉疾病、中毒性休克、创伤、脑血管意外、甲状腺功能低下、急性酒精/CO 中毒、急性精神病甚至分娩初期都可见 CK-MB 升高。不过在这些非心肌梗死疾病中，血清 CK-MB 占总 CK 的百分比平均为 2.5%～7.5%（正常人＜2%），均低于心肌梗死的 7.5%～19.5%（MB 占总 CK 的百分比因测定方法不同而差别很大）。

（五）心肌酶谱

因为实验室诊断指标的特殊性，对于灵敏度和特异性不高的指标，常根据临床诊断的需要和相关指标的特点进行适当的组合，以便提供较为准确和全面的临床信息。一般来说由于各个医院的情况和出发点不同，所以制定的心肌酶谱也不完全相同但原理差不多。CK-MB 是诊断 AMI 的金标准，是心肌酶谱的核心，但是因 CK-MB 生物半衰期较短，对于一些临床症状不明显的患者可能错过捕获期，而 LDH 在血液中持续时间长并且自身就能反映心肌的损伤，因此与 CK-MB 配合更能提高诊断准确率。当然，LDH 同工酶更好，但费用较高，故也可用α羟丁酸脱氢酶代替。虽然 CK-MB 的特异性比较高，但毕竟不是绝对特异，骨骼肌中的含量也不少，对于缺乏临床症状的亚临床型骨骼肌疾病患者，发生心肌梗死时，就会为诊断带来一定困难。故有人建议，由于心肌内 GOT 的含量高出骨骼肌很多而 CK 较骨骼肌低 4 倍，可以用 CK/GOT来鉴别以提高诊断特异性，同时这两种酶本身也能反映心肌梗死的发生，也可提高诊断灵敏度。测定 GOTm 虽然不能对诊断有帮助，但因其本身的生物学特性对临床的预后有很大帮助。总之，正确和有效的使用心血酶谱可以为临床带来很大的便利。

第六节　胰腺功能

胰腺功能主要检测项目有血清淀粉酶、尿淀粉酶以及血清脂肪酶。

一、血清胰淀粉酶

该测定项目主要用于诊断急性胰腺炎。

【英文缩写】P-AMY。

【参考值】＜200U/L。

【影响因素】

（1）口服避孕药、磺胺类药、噻嗪类利尿药、氨甲酰、甲基胆碱、可待因、吗啡、麻醉药、镇痛药等可使测定结果偏高。

（2）草酸盐、枸橼酸盐、依地酸二钠及氟化钠等抗凝剂可抑制 AMY 活性，使测定结果偏低。肝素对 AMY 无抑制作用。

（3）唾液含高浓度淀粉酶，须防止带入。

【临床意义】病理性升高见于：

（1）急性胰腺炎：腹痛3～6h 后开始升高，20～30h 达高峰，3～4d 内恢复正常。

（2）溃疡性穿孔、急性腹膜炎、肠梗阻等可中度升高。

（3）慢性胰腺疾病可轻度升高。

【采血要求及注意事项】无特殊要求。

二、尿淀粉酶

【英文缩写】UA-MY。

【参考值】100～800U/L。

【临床意义】

（1）病理性升高：多见于急性胰腺炎、胰管阻塞、胰腺癌、胰腺损伤、急性胆囊炎、胃溃疡、腮腺炎等。以上疾病，往往患者的血清淀粉酶与尿中淀粉酶同时升高。

（2）病理性降低：主要见于重症肝炎、肝硬化、糖尿病等。

（3）巨淀粉酶血症时，尿淀粉酶正常，但血清淀粉酶明显升高。

【采血要求及注意事项】无特殊要求。

三、血清脂肪酶

脂肪酶是分解脂肪的酶，临床上血清脂肪酶测定主要用于诊断急性胰腺炎。

【英文缩写】P LPS。

【参考值】＜190U/L。

【影响因素】

（1）测定标本可用血清或肝素抗凝血浆，但不能用依他酸（EDTA）抗凝的血浆，因其对测试有干扰。

（2）抽血后 4h 内分离血清或血浆，20～25℃可稳定 24h，4℃可稳定 5d。

（3）胆红素可增加此酶活性，故黄疸标本可使测定结果偏高。

（4）血红蛋白可抑制脂肪酶活性，故溶血标本可使测定结果降低。

【临床意义】病理性升高见于：

（1）急性胰腺炎，可持续升高 10～15d。

（2）胰腺癌和胆管炎时也常常增高。

（3）脂肪组织破坏时如骨折、软组织损伤手术后可轻度增高。

（4）个别慢性胰腺炎、肝癌、乳腺癌患者也增高。

【采血要求及注意事项】无特殊要求。

第五章 临床免疫学检验

第一节 细胞免疫检测

一、T淋巴细胞检查

【英文缩写】Tc。

【参考范围】CD_3^+T细胞，60%～80%；CD_4^+/T细胞，35%～55%；CD_8^+T细胞，20%～30%；CD_4^+/T细胞/CD_8^+T细胞比值，1.2%～2.1%。

【影响因素】

（1）标本的首选为EDTA抗凝，其次可以选择肝素。

（2）标本采集应保持新鲜，不能出现凝血状况。

（3）在细胞悬液的制作过程中，利用标准溶血剂可以充分溶解红细胞。

（4）在血液采集完成后，需尽快行免疫荧光染色及固定，最晚不能超出6h。

（5）对于标记后的细胞需要尽快上机进行检测，最晚不能超过72h。

【临床意义】

1.CD_3^+T细胞降低

多发生在免疫缺陷性疾病中，如艾滋病（AIDS）以及联合免疫缺陷病等，也会出现在恶性肿瘤、系统性红斑狼疮以及采用放疗及化疗或应用免疫抑制药等情况下。CD_3^+T细胞升高多发生在甲状腺功能亢进、慢性淋巴细胞性甲状腺炎、重症肌无力以及中度病毒性肝炎与器官移植后的排斥反应等情况下。

2.CD_4^+T细胞降低

在某些病毒感染性疾病中比较常见，比如AIDS、巨细胞病毒感染、全身麻醉以及严重创伤与应用免疫抑制剂等。而CD_4^+T细胞升高多发生于类风湿关节炎活动期。

3.CD_8^+ T 细胞减低

多发生在类风湿关节炎、重症肌无力以及 2 型糖尿病与膜性肾小球肾炎等疾病；CD_8^+ T 细胞升高多发生于传染性单核细胞增多症、巨细胞病毒感染以及慢性乙肝病毒感染等疾病。

4.CD_4^+ T 细胞/CD_8^+ T 细胞比值降低

通常出现在 AIDS（常＜0.5）、恶性肿瘤进行期及复发情况下，也会发生在传染性单核细胞增多症以及巨细胞病毒感染等症状中。两者比值升高多发生于类风湿关节炎活动期、系统性红斑狼疮以及多发性硬化病、重症肌无力与膜性肾小球肾炎等。在器官移植之后，CD_4^+ T 细胞/CD_8^+ T 细胞比值出现动态升高，则表示可能有排斥反应发生。

【采血要求及注意事项】在早晨空腹状态下抽取 2mL 静脉血，加入 EDTA 防凝。

二、强直性脊柱炎检测

【英文缩写】HLA-B27。

【参考范围】健康人呈阴性。

【影响因素】白塞病（BD）建议在每次进行样本测试之前，对已知的 HLA-B 27 阳性以及 HLA-B 27 阴性的样本实行同批处理，将其作为系统检测质控品。同时，还需要满足以下要求：①在获取的细胞中，至少需要有 2%属于 T 淋巴细胞，以确保软件可以识别；②CD_3^+ 以及 CD_3 细胞群应当能够清楚分开，软件可以进行识别。

【临床意义】HLA-B27 抗原的表达和强直性脊椎炎的相关性比较高，30%以上的强直性脊椎炎患者，其体内的 HLA-B27 抗原表达显示为阳性，而在普通人群中只有 5%～10%显示为阳性。对于强直性脊柱炎这一疾病，由于它和很多疾病都比较类似，确诊也就存在一定困难，因而在疾病诊断中 HLA-B27 的检测具有重要价值及意义。另外，很多其他疾病都和 HLA-B27 抗原的表达存在一定关系，比如 Reiter 综合征，HLA-B27 阳性率可以达到 70%～90%；

而对于银屑病性关节炎，其 HLA-B27 阳性率可以达到 50%～60%；对于葡萄膜炎，其 HLA-B27 阳性率也可以达到 40%～50%。所以，在这些疾病的临床诊断过程中，HLA-B27 属于有着较高价值的一项检测指标。

【采血要求及注意事项】在早晨空腹状态下抽取 2mL 静脉血，加肝素后防凝。

三、自然杀伤细胞

【英文缩写】NK。

【参考范围】7.0%～25.0%。

【临床意义】对于 NK 细胞，借助通过自然杀伤以及抗体依赖性细胞介导的细胞毒性（ADCC）发挥的作用，在免疫监视及机体抗病毒感染方面有着重要的作用。若超出正常范围，则表示体内免疫力发生异常。

【采血要求及注意事项】在早上空腹状态下抽取静脉血 2mL，加入肝素防凝。

第二节　体液免疫检测

一、免疫球蛋白

【英文缩写】IgG、IgA、IgM。

【参考范围】IgG: 7.23～16.85g/L；IgM: 0.63～2.77g/L；IgA: 0.69～3.82g/L。

【影响因素】

（1）标本不应有脂血、溶血、黄疸。

（2）一般采用成品试剂盒进行检测，要注意试剂盒质量；抗原与抗体的比例合适，防止 HOOK 效应（即钩状效应，是指由于抗原抗体比例不合适而导至假阴性的现象，其中抗体过量叫作前带效应，抗原过量叫作后带效应）

的发生；各种器皿如比色杯等要清洁。

（3）实行标准化操作，各种实验条件一旦确定不应轻易改变，同时要加质控品以保证结果准确可靠。

【临床意义】

（1）免疫球蛋白偏高见于各种慢性感染、慢性肝炎、肝癌、淋巴瘤及某些结缔组织病，如系统性红斑狼疮、类风湿关节炎等；IgG、IgA 偏高主要见于免疫增殖性疾病，如分泌型多发性骨髓瘤；IgM 偏高见于原发性巨球蛋白血症。

（2）免疫球蛋白偏低见于先天性和获得性体液免疫缺陷病及长期应用免疫抑制剂的患者。

【采血要求及注意事项】早上空腹抽取静脉血 3mL，自凝，送检。

二、C_3、C_4（人体内免疫系统中存在一类补体，其中 C_3、C_4 最为常见，也是临床经常检测项目）

【英文缩写】C_3、C_4。

【参考范围】C_3：0.85～1.93g/L；C_4：120.0～360.0mg/L。

【影响因素】

（1）在补体测定中标本采集与保存极为重要，即待检标本要新鲜。一般静脉取血后，置室温 1h 使血液凝固，分离血清后最好 2h 之内检测完毕，否则应尽快置于-20℃保存，避免反复冻溶，以防补体活性降低。

（2）补体活性不甚稳定，56℃ 30min、剧烈振荡、酸碱、乙醇、乙醚、肥皂、蛋白酶等均可使其灭活，因此检测所用器皿要洁净并呈中性。

【临床意义】

（1）C_4 增高：风湿热的急性期、阻塞性黄疸、糖尿病、急性痛风、甲状腺炎、结节性周围动脉炎、皮肌炎、心肌梗死、多发性关节炎等。多发性骨髓瘤患者 C_4 水平比正常人高 8 倍左右。

（2）C_4 减少：慢性活动性肝炎、系统性红斑狼疮、多发性硬化症、类风湿性关节炎、IgA 肾病、过敏性疾病中的外源性哮喘、恶性疟疾。补体 C_4 偏高见于各种急性炎症补体成分作为急性期反应物，偏低见于急、慢性肾小球肾炎，自身免疫性溶血。

（3）C_3 偏高：见于急性期反应蛋白，在各种急性炎症、传染病早期、某些恶性肿瘤（以肝癌最明显）患者及排异反应时增高。

（4）C_3 偏低：可用作肾脏病鉴别诊断。如 70% 以上的急性肾小球肾炎患者（病程≤6 周）血清 C_3 减少，这对一些轻型、不典型急性肾炎的诊断有帮助；85% 以上的链球菌感染后肾炎患者血清 C_3 下降，而 85% 以上的病毒性肾炎患者血清 C_3 含量正常，这有助于肾炎的病因鉴别；78% 的狼疮性肾炎患者血清 C_3 偏低。

【采血要求及注意事项】早上空腹抽取静脉血 3mL，自凝。

第三节 感染免疫检测

一、艾滋病初筛试验

【英文缩写】HIV。

【参考范围】健康人呈阴性。

【影响因素】假阳性反应的原因多数尚不清楚。经验证明，一些含有针对 HLA 抗原的抗体和患自身免疫性疾病（如系统性红斑狼疮、风湿病等）、寄生虫病（如疟疾等）、其他病毒病（如病毒性肝炎等）患者以及孕妇、经常输血的患者的血清标本容易出现假阳性。越是在传染病流行率高、病种复杂的地区，发生假阳性反应的越多，这可能是由于一些传染病病原体与 HIV 某些抗原决定簇有交叉反应，在分析初筛试验结果时必须考虑到这些因素。

【临床意义】

1.HIV 筛查试验的基本程序

（1）初筛试验：标本验收合格后，用初筛试剂进行抗体检测，如呈阴性反应，报告 HIV 抗体阴性；对呈阳性反应的标本，须进行重复检测。

（2）重复检测：对初筛试验呈阳性反应的标本，用两种不同原理或不同厂家的试剂重复检测，如两种试剂复测均呈阴性反应，则报告 HIV 抗体阴性；如均呈阳性反应，或一阴一阳，须送艾滋病确认实验室进行确认。应尽可能将重新采集的受检者血液标本和原有标本一并送检。

2.HIV 感染后的临床疾病谱

其疾病谱非常广。由于免疫功能遭受破坏，艾滋病患者易患各种机会性感染，主要的病原体有卡氏肺囊虫、鸟型分枝杆菌、CMV 等。

3.HIV 的传染源

HIV 携带者和艾滋病患者，从其血液、精液、阴道分泌物、乳汁、唾液、脑脊液、骨髓、皮肤及中枢神经组织标本中均可分离到 HIV 病毒。传播方式主要有 3 种：①通过同性或异性间的性接触传播；②输入含 HIV 的血液或血制品、器官或骨髓移植、人工授精、静脉药依赖者共用污染的注射器及针头；③母婴垂直传播，包括经胎盘、产道或经哺乳等方式引起的传播。日常生活接触不传播 HIV，即以下行为不传播 HIV：握手、接吻、共餐，生活在同一间房或办公室，共用电话，接触门把、便具、汗液、泪液及蚊子或其他昆虫叮咬。

【采血要求及注意事项】早上空腹抽取静脉血 3mL，自凝。

二、肺炎支原体抗体

【英文缩写】MP。

【参考范围】健康人呈阴性。

【临床意义】

（1）抗体滴度随时间而改变：发病后 1～2 周升高，3～4 周达峰值水平，8～9 周下降。1∶40 阳性提示早期感染（或旧抗体存在）；1∶80 阳性提示近期感染。

（2）肺炎支原体是引起非典型性肺炎最常见的病原体：支原体肺炎的发

病率可占到所有肺炎病例的 20%～30%。易感对象主要是 5～19 岁的儿童和年轻人。但近年来发现 65 岁以上老年人群发生的社区获得性肺炎中有 15%是由 MP 引起的，5 岁以下的婴幼儿也可感染，且这些人一旦发病，症状往往更为严重。

【采血要求及注意事项】早上空腹抽取静脉血 3mL，自凝。

三、甲型肝炎病毒检查

【英文缩写】HAV-IgM。

【参考范围】健康人呈阴性。

【临床意义】HAV 属于小 RNA 病毒科，为嗜肝 RNA 病毒，在体内主要在肝细胞内进行复制，通过粪-口途径传播，多数学者认为 HAV 不存在慢性携带状态。HAV 是 20 面体球形颗粒，直径 27～28nm，无包膜，病毒颗粒立体对称，沉降系数为 156～160s，其核心为单链正股 RNA，由 7500 个核苷酸组成，核酸外面包裹 VP1、VP2、VP3、VP4 等 4 种衣壳蛋白。HAV 仅有一个血清型，因而只形成一个抗原-抗体系统，目前临床主要通过抗 HAV-IgM 和抗 HAV-IgG 对 HAV 进行检测。

血清中抗 HAV-IgM 在发病 1～2 周内出现，3 个月后滴度下降，6 个月后则不易测出，抗 HAV-IgM 阳性已被公认为是早期诊断甲型肝炎的指标。抗 HAV-IgG 出现较抗 HAV-IgM 稍晚，可长期或终身存在，抗 HAV-IgG 阳性表示既往感染，但体内已无 HAV，是一种保护性抗体，可用于检测机体或注射甲肝疫苗后是否具有对 HAV 的免疫力以及流行病学调查。

【采血要求及注意事项】早上空腹抽取静脉血 3mL，自凝。

四、乙型肝炎检测

【英文缩写】HbsAg，HbsAb，HbeAg，HbeAb，HbcAb。

【参考范围】健康人呈阴性。

【临床意义】

（1）表面抗原呈阳性：提示急性乙型肝炎病毒（HBV）感染早期，慢性HbsAg携带者，传染性弱。

（2）表面抗体呈阳性：提示HBV感染后已恢复，或接受疫苗接种，体内已有足够的免疫力。

（3）表面抗原、e抗原、核心抗体呈阳性，临床为"大三阳"：提示急慢性乙肝病情处于活动期，有较强的传染性。

（4）表面抗原、e抗体、核心抗体呈阳性，临床为"小三阳"：提示急性HBV感染趋向恢复，传染性弱，长期持续易癌变。

（5）表面抗原、核心抗体呈阳性：提示急性HBV感染，HbsAg携带者传染性较弱，慢性迁延性肝炎。

（6）表面抗体、核心抗体呈阳性：提示既往感染仍有免疫力，非典型恢复型，急性HBV感染中后期。

（7）表面抗体、e抗体、核心抗体呈阳性：提示急性HBV感染后康复，近期感染过HBV，但有免疫力。

（8）表面抗体、核心抗体呈阳性：提示HBV感染后已恢复，有免疫力。

（9）表面抗原、e抗体呈阳性：提示急性HBV感染趋向恢复期，慢性HbsAg携带者，易转阴。

（10）表面抗原、e抗原呈阳性：提示早期HBV感染或慢性携带者传染性强，易转成慢性肝炎。

（11）表面抗原、e抗原、e抗体、核心抗体呈阳性急性：提示HBV感染趋向恢复，慢性肝炎。

（12）e抗原呈阳性为非典型性急性感染：提示非甲非乙型肝炎。

【采血要求及注意事项】早上空腹抽取静脉血3mL，自凝，立即送检。

五、HBV 前 S 和抗前 S（anti-Pre-S）抗体

【英文缩写】Pre-S。

【参考范围】ELISA 法：阴性。

【临床意义】

Pre-S 是 HBV 外膜蛋白成分，Pre-S 第 21—47 位氨基酸为肝细胞膜受体，HBV 可通过此受体黏附于肝细胞膜上，而进入肝细胞。Pre-S 抗原性较强，可刺激机体产生抗 Pre-S 抗体。

Pre-S 阳性提示病毒复制活跃，具有较强传染性；抗 Pre-S 抗体是 HBV 的中和抗体，机体较早出现表示预后良好。抗 Pre-S1 抗体阳性见急性乙肝恢复期，提示 HBV 正在或已被清除。

六、乙型肝炎病毒 DNA

【英文缩写】HBV-DNA。

【参考范围】<1000 拷贝。

【影响因素】PCR 技术灵敏度很高，可由于试验操作不当、实验室设置不规范、消毒处理不彻底、标本收集不符合要求等造成污染，致使结果出现假阳性。因此必须严格按照 PCR 实验室要求进行操作，采血使用一次性试管，标本室温放置不能超过 6h，所用物品必须高压灭菌等。

【临床意义】

血清 HBV-DNA 测定是评价 HBV 感染和复制最直接、最灵敏、最特异的指标，也是观察乙肝患者有无传染性最可靠的方法。血清 HBV-DNA 检测结果与乙肝五项指标的关系如下。

（1）HBV-DNA 与 HBsAg：一般 HBsAg 阳性时，HBV-DNA 常阳性；在 HBsAg 含量极低采用 ELISA 法检测不出时，可能会出现 HBsAg 阴性而 HBV-DNA 阳性的情况；或是患者正处于 HBV 感染早期，机体乙肝五项标志物尚未产生，但由于 PCR 检测具有极高的灵敏度，HBV-DNA 含量很低也可检出。

（2）HBV-DNA 与抗-HBs：HBV 感染恢复期抗-HBs 呈阳性，血清 HBV-DNA 一般为阴性，但少数患者特别是在肝组织 HBV-DNA 含量很高时，也可为阳性，提示体内 HBV 尚未完全被清除。

（3）HBV-DNA 与 HBeAg、抗-HBe、抗-HBc：HBeAg 阳性时 HBV-DNA 几近全部为阳性；HBeAg 阴性、抗-HBe 和抗 HBc 阳性时，说明 HBV 复制减弱，其 HBV-DNA 阳性检出率仍可高达 80%，患者具有传染性。

除此之外还用于乙肝患者抗病毒药的疗效观察、献血员筛查、血液制品及乙肝疫苗安全性评价。

【采血要求及注意事项】早上空腹抽取静脉血 3mL，自凝。

第四节　生殖免疫检测

一、优生四项

【英文缩写】弓形虫（TO）、风疹病毒（RV）、巨细胞病毒（CMV）、单纯疱疹病毒（HSV-1，HSV-2）。

【参考范围】健康人呈阴性。

【临床意义】

（1）妊娠期妇女感染弓形虫会引起流产、早产、胎儿宫内死亡、婴儿脑积水、神经发育障碍等。小动物身上多携带弓形虫。提醒家里养宠物的孕妇注意。

（2）妊娠期妇女感染风疹病毒会造成胎儿损伤，如新生儿畸形、肝脾大、神经发育障碍、先天性心脏病等。

（3）孕妇感染巨细胞病毒后会造成胎儿受损，最终导致胎儿宫内死亡。新生儿感染会造成黄疸、血小板减少性紫癜、溶血性贫血、脑损伤。

（4）孕妇感染 HSV 可使胎儿产生先天性感染，诱发流产、早产、死胎、畸形，新生儿 HSV 感染死亡率高，幸存者常有后遗症。女性生殖器 HSV 感染与宫颈癌的发生关系密切。HSV 分为 HSV-1 和 HSV-2 两种血清型，常见的为 HSV-1，主要引起皮肤、黏膜感染；HSV-2 主要引起生殖器感染和新生儿感染，并与宫颈癌的发生有关。

【采血要求及注意事项】早上空腹抽取静脉血 4～6mL，自凝。

二、生殖抗体五项

【英文缩写】抗精子抗体（AsAb）；抗卵巢抗体（AoAb）；抗子宫内膜抗体（EmAb）；抗 HCG 抗体（AhcGAb）；抗透明带抗体（AZPAb）。

【参考范围】健康人呈阴性。

【临床意义】生殖抗体五项阳性常致不孕不育的发生。

【采血要求及注意事项】早上空腹抽取静脉血 4～6mL，自凝。

第六章　临床微生物检验

第一节　主要细菌学检验

一、革兰阳性球菌

（一）葡萄球菌属

【临床意义】

（1）分类：葡萄球菌属是当前临床标本中检验出来的革兰阳性菌中最常见的一类细菌，主要分为两种分型，分别为凝固酶阳性菌与凝固酶阴性菌。对于凝固酶阳性菌而言，其主要包括金黄色葡萄球菌（SA）、中间型葡萄球菌以及猪葡萄球菌与施氏葡萄球菌等。其中金黄色葡萄球菌属于致病菌，往往会导致出现毛囊炎、脓肿、蜂窝织炎、肺炎以及脓毒血症、败血症、食物中毒、假膜性肠炎与剥脱性皮炎和中毒性休克等症状。而凝固酶阴性葡萄球菌（ENS）主要包括表皮葡萄球菌、腐生葡萄球菌、人葡萄球菌、溶血葡萄球菌、模仿葡萄球菌、头状葡萄球菌、孔氏葡萄球菌、木糖葡萄球菌、沃氏葡萄球菌、耳葡萄球菌等。其中，表皮葡萄球菌（SE）以及腐生葡萄球菌会导致尿路感染、败血症以及心内膜炎等各种类型的感染，为条件致病菌。目前，临床上应用的各类型导管、人工瓣膜以及其他侵袭性检查治疗用品，很容易被表皮葡萄球菌感染。此外，即便具有理想消毒条件，在3%～5%的血培养中仍旧会存在污染菌，这些细菌的来源主要为寄生于皮肤上的凝固酶阴性葡萄球菌。就近年实际情况而言，凝固酶阴性葡萄球菌导致的感染表现出升高趋势，且其耐药菌株也持续增加，在临床上需要加强关注。

（2）药敏试验：根据美国临床实验室标准化研究所（CLSI）推荐选择抗菌药的相关方法，临床实验室葡萄球菌属药敏试验中选择的抗生素通常包括以下类型。A 组：苯唑西林、青霉素、阿奇霉素（或红霉素或克拉霉素）以及克林霉素、复方新诺明。B 组：达托霉素、利奈唑胺以及万古霉素、泰利霉素、多西环素与四环素、利福平。C 组：环丙沙星（或左氧氟沙星或氧氟沙星）、莫西沙星、庆大霉素以及氯霉素与奎奴普汀/达福普汀。U 组：洛美沙星、诺氟沙星以及呋喃妥因。通常而言，不必选择除青霉素及苯唑西林之外的β内酰胺类抗生素。这主要是因为对青霉素比较敏感的葡萄球菌，对其他的头孢菌素类、青霉素类及碳青霉烯类抗生素也比较敏感；青霉素耐药而苯唑西林敏感的菌株对青霉素酶不稳定的青霉素类耐药，但对其他青霉素酶稳定的青霉素类、内酰胺类和β内酰胺酶抑制剂复合物、第一代头孢菌素类和碳青霉烯类抗生素是敏感的；对苯唑西林耐药的葡萄球菌对所有当前可用的β内酰胺类抗生素均耐药，通常还对氨基糖苷类、大环内酯类抗生素，克林霉素、四环素等多重耐药。所以，只需要对青霉素及苯唑西林进行测试就可以对一大批β内酰胺类抗生素进行耐药性及敏感性的推断，不需要对其他青霉素类、内酰胺酶抑制剂复合物以及头孢菌素类抗生素与亚胺培南进行测试。对于核磁共振波谱图分析（MRS）轻度感染，可以使用利福平、复方磺胺甲噁唑以及环丙沙星，而对于严重全身感染，只能使用万古霉素。

（二）链球菌属

【临床意义】

（1）链球菌：这种菌属于革兰阳性球菌中的常见类型。依据其溶血形状主要包括 3 种类型，分别为α、β及γ。α溶血性链球菌（草绿色链球菌）在口腔、消化道及女性生殖道都属于正常菌群。

在亚急性心内膜炎疾病中，有 30%～40%都是由于草绿色链球菌导致的。变异链球菌可能会导致发生龋齿；血液链球菌、温和链球菌、格氏链球菌、口腔链球菌与中间型链球菌等，通常都是自深部脓肿，尤其是肝部及脑部脓肿中分离出来的。β溶血性链球菌包括多种不同的血清群，其中具有致病性的主要是 A 群及 B 群，同时 C 群、D 群及 G 群也有致病性。对于 A 群链球菌（化脓性链球菌）而言，其会导致化脓性感染情况发生，如皮肤软组织感染、疖肿、脓肿、丹毒以及淋巴管炎、淋巴结炎、伤口感染与扁桃体炎、蜂窝织炎、中耳炎、肺炎、心内膜炎、脑膜炎等；而对于产后红疹毒素菌株，会导致猩红热；有些 A 群化脓性链球菌可会导致发生变态反应疾病，其中包含风湿热以及急性肾小球肾炎。而 B 群链球菌（无乳链球菌），其主要存在于人体肠道以及女性生殖道中，会导致产妇感染，还会导致新生儿出现败血症、脑膜炎及肺炎等。C 群链球菌会导致肾炎、脑膜炎及心内膜炎与蜂窝织炎等疾病发生，还会导致出现败血症。γ链球菌不溶血，通常情况下不具备致病能力，少数情况下会导致发生细菌性心内膜炎以及尿路感染。

（2）肺炎链球菌：这种菌为支气管肺炎及大叶性肺炎的病原菌，可能会导致发生心内膜炎、化脓性脑膜炎以及中耳炎与菌血症等相关疾病。一直以来，青霉素对于肺炎链球菌都表现出比较高的敏感性，临床上将青霉素作为肺炎链球菌感染治疗的一种首选药物，而这种传统治疗经验目前面临一定挑战。就近年实际情况而言，有些肺炎链球菌具有耐青霉素及耐多药性特点，由于青霉素结合蛋白PBPs改变（以PBP-2b突变多见），致使其结合青霉素的能力有所降低，必须要高度重视。目前研究认为，对青霉素比较敏感的肺炎链球菌，对于氨苄西林、阿莫西林、阿莫西林/克拉维酸、氨苄西林/舒巴坦、头孢克洛、头孢唑啉、头孢地尼、头孢吡肟、头孢拉定、头孢噻肟、头孢丙烯、头孢曲松、头孢呋辛、头孢泊肟、头孢唑肟、厄他培南、亚胺培南、氯碳头孢和美洛培南等都有着很强的敏感性，因而对这些药物也就不需要再进行测定，而对于青霉素中介或者具有耐药性的肺炎链球菌，其临床有效率相对比较低。

（3）牛链球菌：可能会导致发生心内膜炎、脑膜炎以及菌血症，同时与结肠癌之间也存在密切关系。

（4）猪链球菌：属于人畜共患菌，患者由于接触患病的动物而被感染，目前还未发现在人与人之间传播的情况，人受到感染之后会发生脑膜炎及败血症，并且会引起死亡。

（三）肠球菌属

【临床意义】

（1）肠球菌：之前被划分到 D 群链球菌范畴，但种系分类法证明该细菌不属于链球菌属，已单独列为肠球菌属。目前，医院内感染发生的主要病原菌就是粪肠球菌与屎肠球菌。肠球菌最容易导致泌尿系感染，其中绝大多数都属于医院内感染，多数情况下都与尿路器械操作、留置导管及尿道结构异常等因素有关。其次，会导致腹部及盆腔创伤，还有外科感染。对于肠球菌导致的菌血症，往往出现在有严重基础疾病的老年群体患者，还有免疫功能较差及长期行抗生素治疗的患者中，原发性感染通常都是泌尿生殖道、腹腔化脓性感染以及胆管炎与血管内导管感染等。在呼吸系统中很少出现肠球菌感染情况。对于肠球菌属，头孢菌素、氨基糖苷类抗生素（与青霉素类或万古霉素协同除外）以及克林霉素与甲氧苄啶/磺胺甲噁唑等并无明显的效果，而这些药物在医院内感染的治疗方面又是最为常用的。在呼吸道标本中可以分离出肠球菌，大多数情况下都是由于长期食用上述抗生素引起菌群失调及菌群定殖移位。所以，在进行临床诊断及治疗之前，需要对分离菌的临床意义进行有效评估。

（2）药敏试验：对于头孢菌素、氨基糖苷类抗生素（高水平耐药筛选除外）以及克林霉素和复方新诺明，所有肠球菌属是天然耐药，即便在体外会显示出活性，但在临床上并无明显效果。在肠球菌属药敏试验中，实验室选择的药物通常包括以下几种类型。A 组：青霉素、氨苄西林。B 组：达托霉素、万古霉素、奎奴普汀/达福普汀、利奈唑胺。C 组：四环素类和红霉素、氯霉素、利福平、高浓度的庆大霉素和链霉素。U 组：环丙沙星、左氧氟沙星、诺氟沙星、呋喃妥因等。近年来，肠球菌感染率持续上升，这与广泛使用抗生素导致耐药性出现及广谱抗生素筛选有着密切关系。对肠球菌耐药性需要加强注意，避免出现高耐药及多重耐药菌株。

（3）肠球菌耐药性：其主要分为两种情况，即天然耐药与获得性耐药。对于一般剂量或中剂量氨基糖苷类抗生素耐药以及对万古霉素低度耐药，这些都是先天性耐药，耐药基因在染色体中。近年来，获得性耐药株越来越多，其表现主要是对氨基糖苷类抗生素高水平耐药以及对万古霉素、林可霉素具有高度耐药性。当前肠球菌的耐药问题主要体现在以下方面。

①对青霉素及氨苄西林耐药性的肠球菌：根据肠球菌对氨苄西林和青霉素的敏感性可以用来对肠球菌对阿莫西林、氨苄西林/舒巴坦、阿莫西林/克拉维酸、哌拉西林和哌拉西林/他唑巴坦的敏感性进行预测。

②对氨基糖苷类抗生素高水平耐药（HLAR）的肠球菌：在微生物实验室内通常都使用大剂量链霉素及庆大霉素实行筛选，其他氨基糖苷类抗生素不必实行测试，这主要是因为其对肠球菌活性与庆大霉素及链霉素相比并未表现出优异性，敏感试验结果表明氨苄西林、青霉素或万古霉素与这种氨基糖苷类抗生素具有协同作用，而耐药结果（HLAR）则表示它们间并无协同作用存在。

③耐万古霉素的肠球菌（VRE）：这种菌在1988年第一次出现于相关报道。就目前我国的实际情况来看，在三甲以上的医院中，VRE在分离肠球菌中所占比例已经达到1%～5%。对于万古霉素，肠球菌的耐药性可以分为两种类型，即低水平耐药与高水平耐药。依据肠球菌对万古霉素和替考拉宁表现出的不同耐药水平以及耐药基因，对于VRE可以将其分为4种不同表现类型，即VanA、VanB以及VanC和VanD。其中，VanA、VanB以及VanD都属于获得性耐药：VanA对万古霉素及替考拉宁表现出的耐药水平比较高；VanB对万古霉素表现出的耐药性比较低，而对替考拉宁表现比较敏感；VanD对万古霉素具有耐药性。VanC属于天然耐药，对万古霉素的耐药水平比较低。目前，又出现关于获得性VanE型VRE有关报道。对VanA型以及青霉素比较敏感或者耐药性比较低的非HLAR菌株，可以使用青霉素联合庆大霉素。对VanB非HLAR的菌株，可以使用替考拉宁联合庆大霉素；同时有HLAR的菌株，可以使用替考拉宁、新生霉素及喹诺酮类抗菌药。对具有多重耐药性的VRE菌，当前仍无有效的相关治疗方法，这属于超级细菌。

④屎肠球菌：其耐药性与粪肠球菌相比明显比较强，而鹑鸡肠球菌及铅黄肠球菌对万古霉素表现为低水平天然耐药，所以，在临床上应当要求在微生物实验室鉴定肠球菌需要具体到种。

（四）微球菌属

【临床意义】

这种类型的细菌主要包括藤黄微球菌、里拉微球菌以及南极微球菌与内生微球菌，这些都是条件致病菌。在机体抵抗力比较低的情况下，感染这种病菌之后会引发疾病，比如会导致脓肿、关节炎及胸膜炎等。

二、革兰阴性球菌

（一）奈瑟菌属

这种类型的致病菌主要包括脑膜炎奈瑟菌及淋病奈瑟菌。

1.脑膜炎奈瑟菌

【临床意义】脑膜炎奈瑟菌通常都会在宿主口腔黏膜及鼻咽腔内寄居，借助呼吸道分泌物或者空气中的微颗粒进行传播。这种病菌是流行性脑脊髓膜炎的病原体，大部分情况下都是隐形感染，在宿主抵抗力降低的情况下，会先造成呼吸道感染，在细菌进入血液之后会产生菌血症，大量繁殖之后会入侵到淋巴结，进而到达脑脊膜，从而引发急性化脓性脑膜炎。该疾病多发生在冬末春初，感染者基本上都是学龄儿童及青少年，在治疗上以青霉素为首选。

2.淋病奈瑟菌

【临床意义】

淋病奈瑟菌（简称淋球菌）属于淋病病原体，其传播方式是通过性接触对泌尿生殖道、口咽部及肛门直肠黏膜造成直接侵袭感染。目前，临床上常见的淋病类型主要有以下几种。

（1）单纯淋病：大多数患者都表现为本型。男性在受到感染之后7d内出现急性淋球菌性尿道炎，临床表现主要是尿急、尿频及尿痛，尿道口有脓性分泌物，若不能及时治疗及处理，会导致出现附睾炎、前列腺炎与尿道狭窄等疾病。对于女性患者，其原发性部位是子宫颈内膜，主要临床表现是阴道分泌物增加，子宫颈红肿及排尿困难。对于单纯淋病的女性患者，大部分都是无症状或者症状比较轻微，所以很容易被忽略，若不及时就医治疗，将会继发各种并发症，也会成为对他人造成感染的感染源。

（2）盆腔炎性疾病：对于单纯淋病女性患者，若不能及时进行治疗，则会导致盆腔炎疾病的发生。这一疾病是导致女性生殖系统损坏的一种严重并发症，其临床表现主要是输卵管炎、子宫颈内膜炎、盆腔炎与输卵管脓肿等。

（3）口咽部和肛门直肠淋病：口咽部淋病的临床表现主要是轻度咽炎；肛门直肠淋病的临床表现主要是局部灼痛、里急后重以及脓血便。

（4）结膜炎：这种疾病多在新生儿中发生，主要是由于在分娩时接触到淋病产妇的产道分泌物，从而导致疾病发生，若不及时治疗，可能会导致发生失明。

（5）播散性淋病：在淋病患者中，有 1%～3%患者会发展成为播散性淋病，特别是对于有补体功能缺陷的患者，其临床表现主要是发热、畏寒以及皮肤病与关节肿痛，还有少数会出现脑膜炎及脓性关节炎。

对于淋病的实验室检测而言，其包括的方法主要有淋病奈瑟菌分离培养、分泌物涂片检查以及药敏试验，还有淋球菌 β 内酰胺酶测定等。目前，淋球菌分离培养是世界卫生组织所推荐的筛查淋病患者的唯一方法。当前在淋病奈瑟菌中，质粒介导对四环素及青霉素耐药越来越常见。虽然大部分的淋病奈瑟菌对于大观霉素、第三代头孢菌素和氟喹诺酮类药物等都表现出比较强的敏感性，然而对本菌临床分离菌应当注意进行药敏试验，这对于临床合理用药比较有利。

（二）卡他莫拉菌

【临床意义】

主要寄居在人的鼻咽部，是导致中耳炎、鼻窦炎、慢性阻塞性肺炎的病原体，对免疫缺陷者可致菌血症、心内膜炎，甚至脑膜炎等。

三、需氧革兰阳性杆菌

（一）棒状杆菌属

【临床意义】

主要致病菌为白喉棒状杆菌。白喉杆菌通过呼吸道传染，引起白喉，是一种急性呼吸道疾病。除好发于咽喉部、气管、鼻腔等处外，亦可偶发于眼结膜、阴道及皮肤等处。白喉杆菌在侵犯的局部增殖，产生大量的外毒素，具有强烈的细胞毒作用，能抑制敏感细胞蛋白合成，引起局部黏膜上皮细胞坏死。浸出液中纤维蛋白将炎性细胞、黏膜坏死细胞和菌体凝结在一起，形成白色膜状物，称为伪膜或假膜，与黏膜紧密相连，不易拭去；若假膜延伸至喉内或假膜脱落造成气管阻塞，可造成呼吸道阻塞，严重者可因窒息死亡，是白喉早期致死的主要原因。白喉杆菌产生的外毒素由局部进入血液造成毒血症，侵害心肌和外周神经，引起心肌炎和软腭麻痹等白喉的各种临床症状。本病死亡率较高，50%以上的死亡病例是由于心肌炎发展至充血性心力衰竭所致。近几年来，白喉发病率有升高趋势。调查人群在感染或计划免疫后对白喉是否产生免疫力，可用白喉外毒素做皮肤试验，又称锡克试验。治疗白喉最重要的制剂是白喉抗毒素，另外，青霉素和红霉素可用于消除上呼吸道的白喉杆菌或排除携带者。

棒状杆菌属是一群革兰阳性杆菌，除白喉棒状杆菌以外的其他棒状杆菌统称为类白喉棒状杆菌，多数不致病，有一些可能是条件致病菌。如溃疡棒状杆菌可引起渗出性咽炎、白喉样疾病及其他组织感染；解脲棒状杆菌可从膀胱炎和尿道结石患者尿中分离到；JK棒状杆菌可引起败血症、心内膜炎、皮肤与软组织感染等；干燥棒状杆菌可引起心瓣膜置换术后心内膜炎及外伤后深部组织感染。红霉素、青霉素、第一代头孢菌素或万古霉素可用于治疗类白喉杆菌感染。

（二）隐秘杆菌属

【临床意义】

常见菌种有溶血隐秘杆菌、伯尔德隐秘杆菌、化脓隐秘杆菌等。化脓隐秘杆菌引起伤口和软组织感染，脓肿形成，菌血症。溶血隐秘杆菌引起大龄儿童咽炎，伤口和软组织感染，骨髓炎，心内膜炎。伯尔德隐秘杆菌引起脓肿，常合并厌氧菌感染。

（三）加德纳菌属

【临床意义】

加德纳菌属只有阴道加德纳菌1个种。阴道加德纳菌是细菌性阴道炎（BV）的病原菌之一。BV的临床特征是阴道排出物增多，并有恶臭气味，症状可不典型。其诊断依据是：①阴道排出物增多，稀薄、均质、灰白色，有恶臭味，pH>4.5；②有线索细胞，即阴道上皮细胞被革兰阴性小杆菌覆盖；③胺试验阳性：10%氢氧化钾（KOH）溶液滴到阴道分泌物上，立即出现鱼腥味和氨味。

（四）李斯特菌属

【临床意义】

与人类疾病有关的主要是单核细胞增生李斯特菌和伊氏李斯特菌。由李斯特菌引起的人类疾病称李斯特菌病，单核细胞性李斯特菌主要通过污染的食品感染人，很可能是细菌通过胃肠道黏膜的屏障进入血流，有暴发流行和散发两种。单核细胞性李斯特菌还可通过胎盘和产道感染新生儿，引起新生儿、婴儿化脓性脑膜炎、败血症性肉芽肿等，死亡率为23%~70%。妊娠妇女感染后可引起流产；偶尔还可引起成人心内膜炎、败血症、结膜炎等。有报道表明，单核细胞性李斯特菌的易感人群是孕妇、老人，以及免疫抑制状况的人（如艾滋病患者）。

（五）丹毒丝菌属

【临床意义】

丹毒丝菌属主要致病菌为猪红斑丹毒丝菌。红斑丹毒丝菌病是一种急性传染病，主要发生于家畜、家禽，人也可感染发病。猪红斑丹毒丝菌，主要通过受损的皮肤感染人，引起类丹毒，大多发生于手部，始于伤口，随后局部皮肤红肿有囊肿，局部淋巴结肿大，有时伴有关节炎，也可引起急性败血症或心内膜炎。人类感染多发生在兽医、屠宰工人和渔业工人身上。

四、肠杆菌科细菌

肠杆菌科细菌是临床标本中最常见的革兰阴性杆菌。正如其名，肠杆菌科细菌在人类和动物的肠道内大量存在，随人和动物的排泄物广泛分布于土壤、水和腐物中。大多数肠杆菌科细菌是肠道的正常菌群，但当宿主免疫力降低或细菌侵入肠道外部位（移位定植）等特定条件下可成为条件致病菌而引起疾病。有些肠杆菌科细菌是致病菌，主要有伤寒沙门菌、志贺菌、致病性的大肠埃希菌、耶尔森菌等。

（一）埃希菌属

【临床意义】

目前属内有 6 个种，其中以大肠埃希菌最常见，是人类和动物肠道的正常菌群，正常情况下不致病。大肠埃希菌在婴儿出生后数小时就进入肠道并终身伴随。当机体抵抗力降低或细菌入侵肠外部位时可成为条件致病菌引起感染，以化脓性炎症最为常见。某些特殊菌株致病性强，能直接导致肠道感染。

埃希菌属是医院感染的重要病原菌之一，也是评价食物和饮料细菌污染指标的卫生学标准。所致疾病可分 2 类。

（1）肠道外感染：以泌尿系感染为主，如尿道炎、膀胱炎、肾盂肾炎；还可引起菌血症、败血症、肺炎、腹膜炎、胆囊炎、阑尾炎、术后伤口感染，以及新生儿脑膜炎等。属条件致病菌感染，多见于婴儿、老年人和免疫功能低下者。

（2）肠道内感染：主要为腹泻。引起肠道感染的大肠埃希菌主要有 5 组。

①产肠毒素型大肠埃希菌（ETEC）：是 5 岁以下婴幼儿和旅游者腹泻的

重要病原菌，经"粪—口"感染，由质粒介导产生耐热毒素（ST）和不耐热肠毒素（LT）而引起腹泻，不侵犯肠黏膜上皮。可为轻度水样泻或类似霍乱的严重腹泻，可伴恶心、呕吐、腹痛和发热等症状。

②肠致病性大肠埃希菌（EPEC）：是婴幼儿腹泻的主要病原菌，严重者可致死，成人少见。EPEC多不产生肠毒素（某些菌株产生类志贺毒素），病菌在十二指肠、空肠和回肠上端大量繁殖形成微菌落，导致肠黏膜的刷状缘破坏、绒毛萎缩、上皮细胞排列紊乱和功能受损而造成严重腹泻。表现为发热、呕吐、腹泻，粪便常为黏液性。

③肠侵袭性大肠埃希菌（EIEC）：相对较少见，不产生肠毒素，死亡后产生内毒素，导致肠黏膜上皮发生炎症或溃疡。临床表现为细菌性痢疾样症状。腹泻呈脓血便，有里急后重，主要侵犯较大儿童和成人。

④肠出血性大肠埃希菌（EHEC）：其代表血清型为O157：H7。所有血便患者均应常规做O157：H7的培养，尤其在发病季节有指征的患者其粪便检查应包括O157：H7的培养。O157：H7大肠埃希菌感染可以表现为无症状感染、轻度腹泻、出血性肠炎（HC）、溶血性尿毒综合征、血栓性血小板减少性紫癜，以出血性肠炎最多见。

⑤肠聚集性大肠埃希菌（EAg gEC）：引起婴儿持续性腹泻脱水，偶有血便。

（二）志贺菌属

【临床意义】

（1）该属是主要的肠道病原菌之一，目前有4个血清群，历史上曾作为4个种处理。A群为痢疾志贺菌，B群为福氏志贺菌，C群为鲍氏志贺菌，D群为宋氏志贺菌。本菌属是人类细菌性痢疾最常见的病原菌，其致病物质主要是菌毛和内毒素，侵袭力是志贺菌的主要致病因素，临床呈现典型的黏液脓血便。痢疾志贺菌1型还能产生一种外毒素（称志贺毒素），具有神经毒性、细胞毒性和肠毒性。因此痢疾志贺菌引起的菌痢症状最重。宋氏志贺菌最轻。我国以福氏志贺菌流行为主，尤其是福氏志贺菌2型，其次是宋氏志贺菌。福氏志贺菌感染易转变为慢性，病程迁延，慢性患者和恢复期带菌常见。

（2）小儿常可发生中毒性菌病，患儿多无明显的消化道症状，主要表现为全身性中毒症状，由内毒素大量释放引起，死亡率高，各型志贺菌都有可能引起。

（3）治疗志贺菌感染的药物很多，但该菌易出现多重耐药性。根据CLSI的要求，临床实验室常规药敏仅测试和报告氨苄西林、复方新诺明和一种喹诺酮类抗菌药。若肠外分离菌株，加试第三代头孢菌素（一种药物）和氯霉素。第一代和第二代头孢菌素以及氨基糖苷类抗生素在体外测试可能为敏感，但临床无效，不能报告敏感。

（三）沙门菌属

【临床意义】

本属细菌分为肠道沙门菌和邦戈沙门菌两个种。肠道沙门菌可细分为6个亚种，包括肠道沙门菌肠道亚种、肠道沙门菌萨拉姆亚种等。对人类致病的主要是肠道沙门菌肠道亚种的一些血清型，如伤寒血清型、副伤寒甲血清型、鸡沙门血清型等。目前，临床微生物实验室多以菌种的形式代替血清型报告，如伤寒沙门菌、甲型副伤寒沙门菌、鼠伤寒沙门菌、猪霍乱沙门菌等。

1.沙门菌致病物质

（1）表面抗原：沙门菌的表面有M抗原、5抗原及Vi抗原。有Vi抗原的菌株比无Vi抗原的菌株致病力强。

（2）内毒素：沙门菌有较强的内毒素，可引起肠热症。

（3）肠毒素：某些沙门菌（如鼠伤寒沙门菌）能产生类似大肠埃希菌的肠毒素。

2.沙门菌所致疾病

最常见的是急性胃肠炎（食物中毒）。由摄入大量鼠伤寒沙门菌、猪霍乱沙门菌、肠炎沙门菌等污染的食物引起，潜伏期6～24h，主要症状是发热、恶心、呕吐、腹痛、腹泻，一般在2～3d自愈。吐泻剧烈者伴脱水，导致休克、肾衰竭而死亡。严重后果者主要见于婴儿、老人及体衰者。

3.沙门菌所致另一类重要疾病是伤寒和副伤寒

伤寒和副伤寒是一种独特的急性全身性发热性单核细胞内感染，主要由沙门菌属中的伤寒沙门菌和甲型、乙型、丙型副伤寒沙门菌引起，偶尔由鼠伤寒沙门菌引起。伤寒与副伤寒患者外周血白细胞总数往往降低，伴中性粒细胞减少和嗜酸性粒细胞消失。病原菌的检出是本病的确诊依据。疾病早期以血培养为主，第1周阳性率最高，可达90%；病程后期以粪、尿等培养为主，骨髓培养阳性率较血培养高，全程可取骨髓分离培养细菌。粪、尿培养一般于病程第2～3周阳性率较高，粪便培养阳性应结合临床表现，单纯大便培养阳性可为伤寒带菌状态。另外，取玫瑰疹刮取物或活检切片进行培养，也可获阳性结果。

（四）枸橼酸杆菌属

【临床意义】

属内有11个种，常见菌种有：弗劳地枸橼酸杆菌、科斯枸橼酸杆菌（曾称异型枸橼酸杆菌）、丙二酸盐阴性枸橼酸杆菌等。弗劳地枸橼酸杆菌，是肠道的正常菌群成员，为条件致病菌，某些菌株产生不耐热肠毒素（LT）及耐热肠毒素（ST），导致原发性肠道感染而引起腹泻；和某些肠道外感染有关，常致尿路感染、菌血症、败血症和肺炎、腹膜炎、创伤感染、新生儿脑膜炎、脑脓肿，临床分离的菌株常具有多重耐药性。科斯枸橼酸杆菌最常从尿和呼吸道标本中分离出，引起新生儿脑膜炎和脑脓肿的病例有上升趋势，其死亡率高达1/3，且至少有75%的患儿发生严重的神经损害。

第二节　螺旋体、支原体、衣原体、立克次体检验

一、螺旋体

（一）伯氏疏螺旋体

（1）螺旋稀疏，运动活泼，革兰阴性，着色困难，姬姆萨染色呈紫红色，瑞氏染色呈棕红色。营养要求高，微需氧，5%～10%二氧化碳（CO_2）促进生长，适宜温度为35℃，生长慢，液体培养基需2～3周才观察到菌落。

（2）是引起自然疫源性传染病莱姆病的病原体，野生或驯养哺乳动物是其主要的储存宿主，主要传播媒介是硬蜱，叮咬部位多出现多形性红斑，发展至晚期主要表现为慢性关节炎、慢性神经系统或皮肤异常。

（3）标本采集：皮损组织、淋巴结抽出液、血液、关节滑膜液、脑脊液和尿液等。

①直接镜检：暗视野镜检标本中螺旋体的形态和运动。

②标本接种改良的 Kelly（BSK）培养基进行分离培养。

③抗体检测：间接免疫荧光法、ELISA、免疫印迹技术等。

④PCR 检测标本中的核酸。

⑤动物实验。

（二）钩端螺旋体

（1）形态与染色：螺旋数目较多，暗视野镜下似细小珍珠排列成的细链，一端或两端弯曲成钩状，运动活泼，常使菌体呈"C""S""8"等形状，常用镀银染色法染色。

（2）培养特性：营养要求较高，在含有血清、蛋白、脂肪酸的培养基（如柯氏培养基）中生长良好，最适温度为28～30℃，最适 pH 为7.2～7.4（低于6.5、高于8.4生长不良）。需氧，于液体培养基表面1cm 内的部位生长最佳，

28℃ 1 周左右，呈半透明云雾状浑浊。人工培养基中生长缓慢，28℃ 2 周后能见透明、不规则、扁平菌落。

（3）抵抗力：耐冷，不耐热和干燥，56℃，10min 或 60℃，1min 即死亡；对化学消毒剂极敏感，75%乙醇、0.1%盐酸、硫酸 10～15min、0.5%来苏儿 10～30min 迅速死亡。对青霉素、金霉素及庆大霉素极敏感，但对磺胺类药耐药。

（4）致病性：一种典型的人畜共患性疾病及自然疫源性疾病，最常见的储存宿主是鼠类和猪，人类主要感染途径是接触了疫水。

（5）检验：发病 1 周内血液的阳性率高，1 周后尿和脑脊液等的阳性率高。

①直接镜检：暗视野镜检标本中螺旋体的形态和运动，也可用 Fontana 镀银染色法及荧光抗体染色法。

②标本接种 Korthof 培养基分离培养。

③可采用间接免疫荧光法、ELISA 等检测抗体，有脑膜刺激征的抽取脑脊液检测抗体。

④PCR 检测标本中的核酸。

⑤动物实验。

（三）密螺旋体

有多个规则螺旋，两端尖，分致病性和非致病性两大类，对人致病的密螺旋体有苍白密螺旋体和品他密螺旋体两个种。前者分 3 个亚种：苍白亚种引起人类梅毒，地方亚种引起地方性梅毒，极细亚种引起雅司病。

（四）梅毒螺旋体

为密螺旋体，两端尖直，暗视野镜检运动活泼，常用 Fontana 镀银染色呈棕褐色，新鲜标本不染色可直接在暗视野下观察其形态和运动方式。不能在人工培养基上生长繁殖。

1.抗原成分

（1）特异性抗原：表面特异性抗原具属特异性，无种特异性。

（2）类属抗原：可刺激机体产生沉淀素抗体或补体结合抗体。抵抗力极弱，对温度、干燥特别敏感，离体在外环境中 1～2h 即死亡，对常用化学消毒剂亦敏感，1%～2%石炭酸数分钟死亡；对青霉素、四环素、红霉素、庆大霉素均敏感。梅毒是由梅毒螺旋体引起的慢性传染病，可分为后天性梅毒和先天性梅毒，前者主要通过性接触感染，后者从母体通过胎盘传给胎儿，偶然可经输血感染。

2.检验

（1）直接镜检：一期取硬下疳渗出液，二期取梅毒疹渗出液，制成涂片用暗视野镜检，如有运动活泼的密螺旋体有助诊断；也可经镀银染色、姬姆萨染色后光学显微镜检查。

（2）血清学试验：包括非螺旋体抗原试验和螺旋体抗原试验。

二、支原体

（一）支原体的生物学特性

（1）形态与结构：个体微小，多形态，革兰阴性，常用姬姆萨染色。与细菌区别的主要特点是无细胞壁，仅有细胞膜。细胞膜中胆固醇类含量高，因此凡能作用于胆固醇的物质可破坏细胞膜致其死亡。

（2）培养特性：需氧或兼性厌氧，95% N_2、5% CO_2 环境中生长良好，营养要求较一般细菌高。菌落特征与细菌 L 型菌落极相似，37℃ 3～10d 可观察到菌落呈"荷包蛋"样生长。不同点在于：细菌 L 型在无抗生素等诱导因素作用下，易返祖为原菌，而支原体不出现返祖现象。

（3）生化反应：常以发酵葡萄糖、水解精氨酸和尿素等作为初步鉴别依据。肺炎支原体、生殖道支原体可分解葡萄糖，产酸不产气，人型支原体不分解葡萄糖，可利用精氨酸产 NH；解脲支原体不能利用葡萄糖和精氨酸，可分解尿素产碱。进一步鉴别的依据有：四氮唑还原能力、亚甲蓝抑制、溶解红细胞、吸附红细胞等。

（4）抗原成分：抗原性主要来自细胞膜，生长抑制试验（GIT）和代谢抑制试验（MIT）利用抗原的型特异性作鉴别依据。

（5）抵抗力：对热的抵抗力较弱，45℃，15～30min 或 55℃，5～15min 即死亡，耐冷，不耐干燥，容易被重金属盐类、石炭酸、来苏儿等化学消毒剂灭活。因无细胞壁，对青霉素、头孢菌素等不敏感，但对四环素、红霉素等敏感。

（二）肺炎支原体典型形态

类似酒瓶状，姬姆萨染色呈淡紫色，最适 pH 为 7.6～8.0，P1 蛋白是肺炎支原体的主要特异性免疫原，是血清学诊断的主要抗原。主要通过飞沫传播，是人类原发性非典型性肺炎的主要病原体之一。分离与鉴定是确诊支原体感染的可靠方法之一，初次分离生长缓慢，常不出现"荷包蛋"样，需经数次传代后，菌落才开始典型，需 1～2 周或更长，对临床快速诊断意义不大。

1.生化反应

（1）发酵葡萄糖产酸，不能利用精氨酸、尿素。

（2）TTC 还原试验：使无色 TTC 还原为粉红色。

（3）GIT 及 MIT 试验。

（4）能发生红细胞吸附。

2.血清学试验

（1）特异性血清学试验：①ELISA，敏感性、特异性高，可检测 IgM 和 IgG 抗体；②补体结合试验，一般血清滴度≥1：64～1：128 即为阳性，双份血清效价至少有 4 倍增长有诊断价值，主要检测 IgM 抗体，初次感染阳性，再次感染阴性；③间接血细胞凝集试验，主要检测 IgM 抗体，敏感度略高于补体结合试验。

（2）非特异性血清学试验：将患者的稀释血清与 O 型 Rh 阴性红细胞在 4℃下做冷凝集试验，血清滴度≥1：64 为阳性，双份血清至少效价有 4 倍增长才有诊断意义。

（三）解脲支原体液体培养

培养基中菌体镜下呈球形，姬姆萨染色呈紫蓝色，最适 pH 为 5.5～6.5，本菌具有尿素酶，可分解培养基中的尿素产氨，令 pH 升高，可加速其死亡。本菌具有种特异性抗原—脲酶抗原，是人类生殖道最常见的寄生菌之一；也是条件致病，主要通过性行为传播，是非淋菌性尿道炎的主要病原体之一。

采集相应标本如尿液、前列腺液、精液、阴道分泌物等，最好在 95% N_2 和 5% CO_2 环境中，37℃ 孵育，如出现典型菌落，则进行生化试验及特异性血清学 MIT 和 GIT 试验以最终鉴定。

三、衣原体

（一）衣原体

（1）生物学性状：衣原体是一群体积较小，能通过细菌滤器，细胞内专性寄生，并有独特发育周期的原核细胞型微生物。

①原体：外有胞壁，内含核质，为成熟的衣原体，姬姆萨染色呈紫色，麦氏（Macchiavello）染色呈红色，无繁殖能力，有高度感染性。

②网状体（始体）：无胞壁，内无核质，有纤细网状结构，姬姆萨和麦氏染色均为蓝色，为衣原体发育周期的繁殖型，不能在胞外存活，无感染性。

③发育周期：原体与易感细胞表面特异受体吸附，进入细胞形成吞噬小泡，后增大为网状体；8h 后，网状体构成各种形状的包涵体；18～24h 后，网状体浓缩形成原体，后随宿主细胞破裂而出，再感染新易感细胞，开始新的发育周期。每个发育周期需 40～72h。

④抗原成分：抗原性相当复杂，有属、种、型等特异性抗原。

⑤分离培养特性：专性细胞内寄生，绝大多数能在鸡胚卵黄囊中生长繁殖，也可在传代细胞中培养。

⑥抵抗力：衣原体抵抗力弱，沙眼衣原体 35～37℃，48h 左右失去活性；不耐热，50℃，30min 或 56～60℃，5～10min 可被杀死；耐寒，冰冻条件下

数年仍有活性；0.1%甲醛或 0.5%石炭酸溶液 24h 能杀死沙眼衣原体，2%来苏儿仅需 5min；对四环素、青霉素、红霉素、螺旋霉素、利福平较敏感。

（2）沙眼衣原体的临床意义

①沙眼：主要通过眼—眼或眼—手—眼进行直接或间接接触传播。

②包涵体结膜炎：婴儿经产道时可致包涵体结膜炎，眼结膜炎是致盲的主要原因。

③泌尿生殖道感染：是经性接触传播引起的非淋菌性泌尿生殖道感染的主要病原，男性尿道炎最常见的病因之一，女性可引起尿道及生殖道炎症，也可与妇女不孕症有关。

④性病淋巴肉芽肿：由沙眼衣原体 LGV 生物亚种 L 血清型引起，主要通过性接触传播，引起腹股沟淋巴结炎为特征的性病，又称第四性病。

（二）衣原体的微生物检验

（1）姬姆萨染色：原体紫红色，始体蓝色，包涵体深紫色。沙眼衣原体包涵体密度低，鹦鹉热和肺炎衣原体包涵体呈深密度。

（2）碘液染色：沙眼衣原体包涵体可被碘液染成深褐色，呈阳性。鹦鹉热和肺炎衣原体碘染色阴性。

（3）酶免法检测抗原：可检测临床标本中的可溶性抗原，能在几小时内完成。

（4）核酸检测：构建特异性引物或探针，利用 PCR、核酸探针技术进行检测，具有属特异性。

（5）分离培养：均可用鸡胚卵黄囊和组织细胞培养，鹦鹉热衣原体常用小鼠分离。①鸡胚卵黄囊接种。②细胞培养：目前沙眼衣原体多用 McCoy 细胞，鹦鹉热衣原体多用 Hela 229 细胞系进行培养，肺炎衣原体适合用 HEP-2 和 HL 细胞系培养。可以用细胞生长抑制剂抑制宿主细胞生长达到较好的培养效果。③小白鼠接种：主要用于鹦鹉热衣原体的分离，沙眼衣原体不敏感。

（6）检测抗体：用补体结合试验、微量免疫荧光法、酶免法检测抗体。

四、立克次体

（一）共同特征

立克次体是一类寄生于细胞内的原核微生物，共同特征如下。

（1）大多为人畜共患病原体，引起人类发热及出血性疾病。

（2）以节肢动物为传播媒介或宿主。

（3）革兰阴性杆菌。

（4）专性活细胞内寄生，极少数除外。

（5）对多种抗生素敏感，但磺胺类药不敏感。

（6）菌体内同时含有 DNA 和 RNA.

（7）以二分裂方式繁殖。

（二）生物学特性

（1）形似小杆菌，有不同的多形性（球杆状、丝状等），无鞭毛或荚膜，革兰染色不易着色，姬姆萨染紫红色，两端浓染，麦氏染红色，姬姆萨染红色（背景绿色），恙虫病立克次体则不同，麦氏染蓝色，姬姆萨染黯红色（背景绿色）。

（2）抗原组成构造：有两类特异性抗原，即群特异性和种特异性。前者为可溶性抗原，后者为颗粒性抗原。斑疹伤寒等立克次体与变形杆菌某些 X 株有共同的抗原，因此临床上常用后者代替前者进行非特异性凝集反应，这种交叉凝集试验称为外斐试验，用于立克次体病的辅助诊断。

（3）培养特性：方法有鸡胚卵黄囊培养、细胞培养，初代分离可用豚鼠等动物接种，汉赛巴通体用新鲜巧克力平板接种，在 35℃、5% CO_2 环境中培养 2 周左右才长出菌落。

（4）致病性：发热、头痛、皮疹及中枢神经系统症状为立克次体病的特征。立克次体斑疹伤寒群主要分为普氏立克次体及莫氏立克次体，前者常以人的体虱为传播媒介，引起人—人传播的流行性斑疹伤寒（或称虱传斑疹伤寒），后者的宿主是鼠类，传播媒介是鼠蚤（虱），引起地方性斑疹伤寒（或称鼠型斑疹伤寒），恙虫病立克次体通过恙螨叮咬传人，引起恙虫病。

（三）微生物学检验

（1）标本的采集：发病初期、急性期的患者血液较易检出病原体，发病1周内并在使用抗生素前采集患者血液。血清学标本一般采集3份，分别取自病程早期、病后10～14d及病后21～28d，如患者已使用抗生素，需采集4份标本。

（2）标本直接检查：用荧光抗体染色或常规染色镜检，或采用PCR技术和核酸探针检测。

（3）斑疹伤寒、恙虫病和Q热病原体分离多用动物（鼠）接种，汉赛巴通体用人工培养基，埃立克体用细胞培养。

（4）常用检测方法：有间接免疫荧光（IFA）试验及ELISA间接法。IFA试验方法敏感，所需时间短，材料少，一般滴度在1：16或以上为阳性，单份血清滴度≥1：128或有4倍增长者可作为立克次体病的现症诊断。

（5）凝集试验：分为特异性凝集和非特异性凝集试验两种。①特异性凝集试验：微量血凝试验（MA）达1：8以上者为阳性，间接血凝试验（IHA）达1：50以上者有诊断价值，乳胶凝集试验（LA）结果与IHA结果相吻合。②非特异性凝集试验（外斐试验）：缺乏敏感性和特异性，一般血清滴度达1：160为阳性，病程中双份或多份血清试验，效价至少有4倍增长才有诊断意义。

第三节　真菌及其检验

一、基本特性

（1）概念：真菌是真核细胞型微生物，属真菌界，具有典型细胞核，以寄生方式生存，由单细胞或多细胞组成，能进行有性生殖和（或）无性生殖。自然界分布广泛，数量极多，绝大多数对人类有益，如食用真菌、能产生抗生素的真菌等，致病的仅 150 余种。主要真菌有接合菌亚门、子囊菌亚门、担子菌亚门和半知菌亚门，绝大部分致病性真菌属于半知菌亚门。

（2）形态：有单细胞和多细胞两种。单细胞真菌常见的有酵母菌或类酵母菌，以出芽方式繁殖。类酵母菌有假菌丝，如白假丝酵母、隐球菌。多细胞真菌由菌丝和孢子组成。菌丝形成丝状体，称为丝状菌（霉菌），如皮肤癣菌等。另外，因寄生环境或培养条件不同而出现两种形态的真菌称为二相性真菌。在培养基上 37℃培养为酵母型真菌，25℃培养为霉菌型真菌，如球孢子菌、组织胞质菌、芽生菌和孢子丝菌、副球孢子菌等。

（3）结构：基本结构为菌丝和孢子。

（4）培养与繁殖：不需复杂的营养就能生长，最常用的为沙保弱培养基，最适温度为22～28℃，某些深部病原性真菌在 37℃生长良好，最适 pH 为 5.0～6.0。少数酵母菌以二分裂繁殖，多数以出芽、形成菌丝、产生孢子以及菌丝分支与断裂等方式繁殖。真菌的繁殖力极强，但生长速度较慢，如皮肤丝状菌，2 周才形成典型菌落。真菌菌落有 3 种类型，具体如下。

①酵母型菌落：酵母菌及隐球菌多为此种菌落。

②酵母样菌落：如白色念珠菌。

③丝状菌落：菌落呈棉絮状、绒毛状或粉末状，正面和背面可有不同颜色，常作为鉴定菌种的参考，如毛霉菌和皮肤丝状菌等。

（5）抵抗力：真菌对热的抵抗力弱，一般 60℃，1h 即被杀死。对干燥、日光、紫外线及多数化学药品的耐受性较强；对 1%～3%石炭酸、2.5%碘酊、0.1%氯化汞及 10%甲醛比较敏感。对常用抗生素如四环素、青霉素、链霉素等均不敏感，而灰黄霉素、制霉菌毒、两性霉素等对某些真菌有抑制作用。

（6）致病性：可引起人类真菌性感染、真菌性变态反应和真菌毒素中毒等。引起的疾病有致病性真菌感染、条件致病性真菌感染、真菌过敏、真菌中毒、真菌毒素致癌等。

①致病性真菌感染：可引起皮肤、皮下及全身性感染，主要是一些外源性感染。

②条件致病真菌感染：主要是内源性真菌引起（如念珠菌、曲霉菌、毛霉菌等），在机体免疫力降低时发生。

③真菌变态反应性疾病：在临床变态反应性疾病中有一些由真菌引起，常见的有荨麻疹、接触性皮炎、哮喘等。

④真菌性中毒：人、畜食用含真菌的粮食、饲料后可导致急性或慢性中毒，引起中毒的可以是真菌本身，也可以是真菌产生的毒素。

⑤真菌毒素与肿瘤的关系：如黄曲霉毒素有较强致肝癌作用。

二、微生物学检查

常用直接检查、培养检查这两种方法即可确定致病真菌的种类。

（一）直接检查法

（1）不染色标本的直接检查：少量标本置载玻片上，加适量生理盐水（如为毛发、皮屑，须加 10%～20%氢氧化钾），盖上盖玻片，加热使标本组织溶解透明，分别用低倍镜、高倍镜观察是否有酵母型细胞、菌丝、菌丝体、孢子等。

（2）染色标本检查：标本涂片，固定后革兰染色或乳酸酚棉兰染色、镜检，观察有无酵母型细胞、菌丝、菌丝体和孢子。①革兰染色适用于酵母菌和类酵母菌的染色。②墨汁负染色适用于隐球菌的检查，可见新型隐球菌具宽厚荚膜。③乳酸酚棉兰染色适用于各种真菌的检查。④瑞特染色适用于检测骨髓和外周血中的荚膜组织胞质菌。

（3）直接检测抗原：用乳胶凝集试验、ELISA 检测血清、脑脊液标本中的隐球菌抗原，乳胶凝集试验也可检测标本中白色念珠菌抗原。

（二）培养检查法

（1）常用真菌培养基：培养基是分离培养成败的重要因素之一，一般可用沙保弱培养基。培养基中常加入一些选择性抑制剂，有利于选择培养。所有分离标本应孵育至少 4 周。观察菌落生长是鉴别真菌的主要方法之一。①沙保弱培养基广泛用于深浅部真菌的常规培养。②皮肤真菌试验培养基用于分离皮肤真菌。③左旋多巴-枸橼酸铁和咖啡酸培养基用于分离新生隐球菌。④酵母浸膏磷酸盐琼脂用于分离荚膜组织胞质菌和皮炎芽生菌。⑤马铃薯葡萄糖琼脂观察真菌菌落色素，用于鉴别真菌。⑥脑心葡萄糖血琼脂用于培养深部真菌，使二相性真菌呈酵母型。⑦尿素琼脂用于鉴别酵母菌和类酵母菌，石膏样毛癣菌和红色毛癣菌。⑧玉米粉聚山梨酯-80 琼脂用于培养白色念珠菌（白色假丝酵母），以观察其形成的厚膜孢子和假菌丝。

（2）培养方法：①真菌分离培养、传代和保存菌种最常用的方法是试管培养；②玻片小培养可用于真菌菌种的鉴定；③平皿培养只能培养生长繁殖较快的真菌。

（3）鉴定：主要依靠菌落特点、菌丝和孢子的形态特点，菌丝体上有无特殊的结构等对真菌进行鉴定。

参考文献

[1] 王治国. 临床检验质量控制技术[M]. 3 版. 北京：人民卫生出版社，2014.

[2] 刘成玉. 临床检验基础[M]. 北京：人民卫生出版社，2012.

[3] 徐克前. 临床生物化学检验[M]. 北京：人民卫生出版社，2014.

[4] 张秀明. 临床检验标本采集手册[M]. 北京：人民军医出版社，2011.

[5] 王兰兰. 医学检验项目选择与临床应用[M]. 2 版. 北京：人民卫生出版社，2013.

[6] 巫向前. 临床病理检验结果剖析[M]. 北京：人民卫生出版社，2013.

[7] 崔巍. 临床检验[M]. 北京：科学出版社，2010.

[8] 徐军发. 临床免疫学检验实验[M]. 北京：科学出版社，2010.

[9] 刘辉. 免疫学检验[M]. 北京：人民卫生出版社，2010.

[10] 吕世静. 临床免疫学检验[M]. 北京：中国医药科技出版社，2010.

[11] 段满乐. 生物化学检验[M]. 3 版. 北京：人民卫生出版社，2011.

[12] 罗永富. 生物化学[M]. 西安：世界图书出版公司，2010.

[13] 张纯洁. 生物化学检验[M]. 北京：高等教育出版社，2010.

[14] 周新，府伟灵. 临床生物化学检验[M]. 4 版. 北京：人民卫生出版社，2008.

[15] 石凌波，崔伟力，张凤川. 检验医学分析前质量控制[M]. 北京：人民军医出版社，2008.

[16] 丁振若，于文斌，苏明权，等. 实用检验医学手册[M]. 北京：人民军医出版社，2008.

[17] 沈岳奋. 生物化学检验技术[M]. 北京：人民卫生出版社，2008.

[18] 左云飞，冯明功. 生物化学与生物化学检验[M]. 北京：人民军医出版社，

2006.

[19] 叶应妩，王毓三，申子瑜. 全国临床检验操作规程[M]. 南京：东南大学出版社，2006.

[20] 周爱儒. 生物化学[M]. 北京：人民卫生出版社，2004.

[21] 李萍. 生物化学检验[M]. 2版. 北京：人民卫生出版社，2003.

[22] 李艳. 生物化学检验——理论与临床[M]. 北京：人民卫生出版社，2003.